제3기 인생 길라잡이 시리즈 1

새로 시작하는 제3기 인생

최성재

서울대학교출판부

이 책은 재단법인 한국노인인력개발원이 일부 지원하여 출판되었음을 밝힙니다.

'제3기 인생 길라잡이 시리즈' 출판에 즈음하여

인생칠십고래희(人生七十古來稀: 사람이 70년 산다는 것은 옛날부터 아주 드문 일)라는 말은 아득한 옛말이 되고 말았다. 인생 80세는 보통이고 90세 아니 100세까지도 가능한 세상이 되었기 때문이다.

요즈음 60세부터를 노인이라 생각하는 사람들은 거의 없다. 60세가 되어도 앞으로 20년, 즉 지금까지 살아온 인생의 3분의 1은 더 살 수 있게 되었기 때문이다. 60세 이후 살아갈 20년 이상 세월은 결코 짧은 시간이 아니며 참으로 소중하고 의미 있는 시간이다.

우리나라에서 직장생활 하는 사람들은 주로 50대 중반에서 60세 사이에 은퇴한다. 은퇴라는 말은 지금까지 하던 일을 그만둔다는 뜻일 뿐이지 아무 활동도 하지 않는다는 뜻은 아니다. 60세부터 남은 인생 20년 이상은 스스로 계획하여 의미 있고 보람되게 보낼 수 있는 시간이다.

지난 20~30년 동안 노년기에 있는 사람들에게 배움의 기회를 마련해 주고 여생을 알차고 뜻 깊게 보내는 데 도움을 주려는 의미에서 노인대학(노인학교 또는 노인교실 거의 같음)이 많이 생겨났다.

그러나 노인대학을 운영하는 데 가장 큰 어려움은 내용이 알차고 의미 있는 교재가 없다는 것이다. 서울대학교 노화 · 고령사회연구소와 서울대학교출판부는 이의 필요성을 절감하고 노인대학에서 공부하는 사람들이 여생을 잘 계획하여 후회 없이 보내는 데 도움이 될 수 있는 교재를 만들기로 하였다.

퇴직 후 건강하게 지내는 시기를 '제3기 인생' 이라 한다. 노인대학에서 공부하는 분들은 모두 제3기 인생에 속한 분들이기 때문에 교재 시리즈를 '제3기 인생 길라잡이 시리즈' 로 정하였다. 이 시리즈는 노인대학에서 공부하는 사람들은 물론 제3기 인생에 속하는 모든 분들과, 앞으로 다가올 제3기 인생을 준비하시는 분들에게 도움을 드리고자 마련하였다.

많은 분들이 이 시리즈를 읽고 제3기 인생을 의미 있고 보람되게 계획하여 더욱 아름다운 여생을 만들어 가는 데 도움이 되기를 바라는 마음 간절하다.

2007년 9월

서울대학교 노화 · 고령사회연구소 소장 박상철

서울대학교출판부 부장 최성재

차례

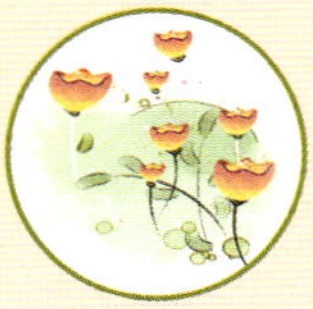

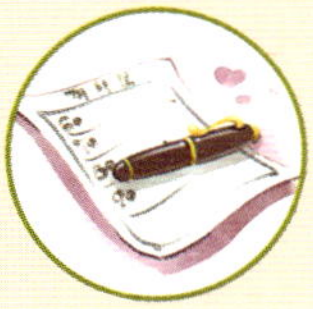

1 끊임없이 연장되는 인간 수명

동서고금을 막론하고 사람들의 가장 큰 소원 중의 하나는 장수(오래 사는 것)다. 불로장생(不老長生: 늙지 않고 오래 삶)의 소원은 인류의 역사에서나 옛 이야기 그리고 종교의 경전(예를 들면 『성경』) 등에서도 많이 나오는 이야기다.

옛날 중국의 진시황은 장수의 소원을 이루고자 3,000명의 젊은 사람들을 천하에 보내어 불로초를 구해 오게 하였고 심지어 우리나라 제주도까지 찾아 왔다는 이야기도 있다. 기독교 『성경』에서도 장수하는 것을 큰 축복으로 말하고 있다.

사람들이 장수하려고 백방으로 노력해 봤지만 운이 좋거나 건강을 타고 난 아주 일부 사람들만 60세를 넘어 70세와 80세 이상까지 살았을 뿐이다. 불로초를 구하려고 백방으로 애쓰던 진시황도 50세까지밖에 살지 못했다. 인간이 실제로 얼마나 오래 살았는가를 증명할 수 있는 정확한 기록이 없기 때문에 옛 이야기나 종교 경전 등에서 말하는 장수는 믿기 어렵다.

기독교 성경에서 나오는 인물 중에 가장 오래 산 사람은 므두셀라(영어로는 미쮸절러[Methuselah]인데 영어 발음과는 다르게 우리말 성경에는 므두셀라로 표기되어 있음)라는 사람인데 969세까지 살았다고 하고, 969세까지는 아니지만 수백 세를 산 인물들이 많이 있다. 그 때는 연수(해)와 달수를 계산하는 방법이 달랐고 정확한 출생과 사망 일자에 대한 기록드 없기 때문에 오늘날과 같이 1년을 365일로 계산한 연령으로 따져 가장 오래 산 사람이 몇 년을 살았는지는 알 수 없다.

현대에도 세계 여러 나라에서 120세를 넘게 살고 있는 장수인 이야기가 신문이나 방송에 보도되고 있고, 우리나라에서도 120세가 넘는 사람이 있다는 보도가 있었지만 언제 태어났는지에 대한 정확한 기록이 없기 때문에 그런 사람들의 연령을 확인할 수 없는 경우가 거의 대부분이다.

지금까지 확실한 출생기록이 있어 확인된(『기네스북』에도 올라 있음.) 세계에서 가장 오래 산 사람은 프랑스의 잔 칼망(Jeanne Calment)이라는 여자다. 이 사람은 1875년에 태어나 1997년에 사망하였는데 정확히 122년 164일을 살았다. 남자로서 가장 오래 산 사람은 미국의 크리스챤 모어텐슨(Christian Mortensen)이라는 사람으로 1882년에 태어나 199E년에 사망하기까지 115년 252일을 살았다.

인간의 수명을 이야기하기 위해서는 몇 가지 알아 두어야 할 말이 있다. 평균수명, 기대여명, 건강수명, 의존수명인데 이 말의 의미를 간단히 살펴보기로 하자.

1. 평균수명과 기대여명

평균수명(平均壽命, life expectancy)은 어떤 해(연도)에 갓 태어나거나 이미 어떤 나이까지 살고 있는 사람이 앞으로 평균 얼마를 더 살 수 있을 것인지 기대하는 수명을 말한다. 따라서 해(연도)와 나이 그리고 성별(남자 또는 여자)에 따라 평균수명이 다르다. 그런데 평균수명이라 하면 어떤 해에 갓 태어난 아이(실제 나이는 0세)가 앞으로 살 수 있을 것으로 기대하는 평균적 수명을 말하는 경우가 일반적이다.

예를 들면 2005년 현재 우리나라 남자의 평균수명은 75세이고, 여자의 평균수명은 82세였다. 그리고 남자와 여자를 합한 전체의 평균수명은 79세였다. 2005년 남자 평균수명 75세라는 말은 2005년에 갓 태어난 남자인 경우 앞으로 살 수 있을 것으로 기대하는 나이가 평균 75세라는 말이고, 여자인 경우는 앞으로 살 수 있을 것으로 기대하는 나이가 평균 82세라는 말이다. 그리고 2005년 남녀 전체 평균수명 75세는 2005년에 갓 태어난 남녀 전체를 통틀어 보면 앞으로 살 수 있을 것으로 기대하는 나이가 평균 79세라는 것이다.

평균수명은 앞으로 기대할 수 있는 수명이므로 기대수명이라고도 하고 평균기대수명이라고도 한다. 평균수명은 남녀가 다르기 때문에 남자와 여자 따로 말하는 것이 더 정확하다. 그리고 평균수명은 갓 태어난 사람의 경우 말고도 이미 여러 해를 산 사람에게도 쓸 수 있다. 즉 10세에서 평균수명, 60세에서 평균수명이라 말할 수도 있다. 그런데 갓 태어난 사람의 경우(0세)에 평균 기대하는 수명을 말하는 경우는 평균수명이라 하고, 이미 여러 해를 산 사람의 경우 평균 기대하는 수명은 기대여명(期待餘命)이라 하는 경우가 더 많다.

여명(餘命)은 남아 있는 수명을 의미하기 때문에 이미 몇 년 또는 수십 년을 산 사람에게는 기대여명이라는 말을 사용하는 것이 더 적합하다고

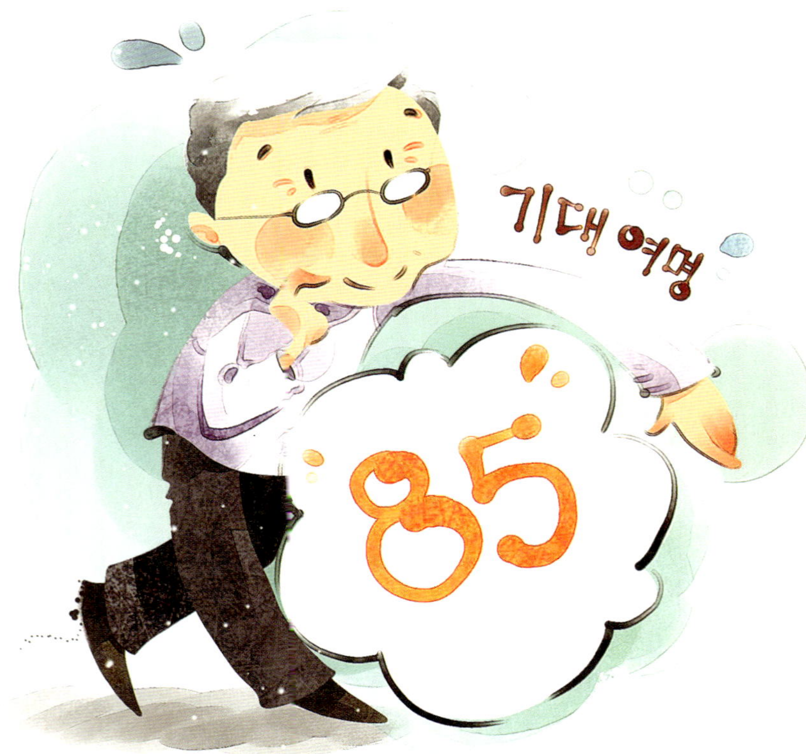

생각된다. 예를 들면 60세에서 남자의 기대여명은 20세라 하면 60세인 남자는 앞으로 평균 20년은 더 살 것으로 기대할 수 있다는 의미다.

평균이라 하면 전체 사례의 절반에 해당하는 수치라고 생각하는 경우가 많은데 그렇지 않다. 전체 사례의 절반에 해당하는 수치는 중앙값(전체의 수치를 가장 작은 값부터 가장 큰 값까지 순서대로 나열하여 반[50%]을 나누는 사례에 해당하는 값)이라 한다. 평균은 전체 사례의 절반에 해당하는 값이 아니라 전체 사례의 값을 더해서 전체 사례 수로 나눈 값이다. 평균을 계산할 때 높은 값이나 낮은 값이 많으면 평균이 크게 높아지거나 낮아지게 된다.

평균수명은 간단히 말해서(정확히 계산하는 방법은 복잡해서 설명하기 어려움) 그해 사망한 전체 사람들의 나이를 합해서 사망한 사람 수로 나눈 값으로 계산하는데 사망자 중에 어린 아이(영아)의 수가 많으냐 아니냐에 따라 평균수명이 큰 차이가 나게 된다. 사망한 어린 아이 수가 많으면(영아 사망률이 높으면) 평균수명은 낮아지고 사망한 어린 아이 수가 적으면(영아 사망률이 낮으면) 평균수명은 높아진다. 지금부터 100여 년 전만 해도 우리나라는 물론 다른 나라에서도 한 가정에 자녀가 많이 태어났어도 어려서 많이 사망했기 때문에 평균수명이 낮았다.

옛날에도 60, 70, 80세 이상으로 오래 산 사람이 있었지만 그런 사람들은 많지 않았고 어린 나이에 사망한 사람이 많았기 때문에 평균수명은 낮았다. 100년 전까지만 해도 유럽의 경우 남녀 전체 평균수명이 40세도 못되었고, 우리나라는 겨우 23세 정도밖에 되지 못했다. 우리나라의 평균수명이 현재 80세 가까이 된 데는 영아 사망률이 낮아진 것이 가장 큰 원인이 된다.

평균수명이 40세 또는 23세라는 것은 모든 사람이 40세나 22세까지밖에 살지 못했다거나 60, 70, 80세 또는 그 이상까지 산 사람이 없었다는 것은 아니다. 다만 그처럼 오래 산 사람들이 적었고 반면에 어려서 사망한 사람들이 많았다는 의미다. 위에서 설명한 평균의 의미를 잘 이해하면 평균수명이 80세라 할 때 사람들의 절반은 80세까지도 못 살았고 절반은 80세를 넘게 살았다는 의미가 아니라는 것을 잘 알 수 있을 것이다.

2. 건강수명과 의존수명

건강수명(healthy life expectancy)은 사람이 질병이나 장애로 건강하게 생활할 수 없게 될 수 있는 가능성을 생각하여 평균수명에서 건강하게 생활할 수 없게 될 기간을 뺀 수명을 말한다. 다시 말하면 어떤 해에 갓 태어난 아이가 앞으로 건강하게(질병이나 장애 없이) 살기를 기대할 수 있는 수명을 건강수명이라 한다.

반대로 일생 중 특히 노령기에 노쇠하여 몸이 허약해지거나 질병이 걸리거나 아니면 장애로 혼자 생활할 수 없는 기간이 있을 수 있다. 사실 질병이나 장애는 노년기에만 오지 않지만 거의 대부분 노년기에 질병이나 장애로 활동이 어렵게 되어(건강하지 못하게 되어) 남의 도움을 받아야 하는 경우가 생긴다. 이와 같이 건강하게 생활하지 못하고 남의 도움을 받아야 하는 기간의 수명을 의존수명(dependent life expectancy)이라 한다.

그러므로 평균수명은 건강수명과 의존수명으로 나눌 수 있다. 평균수명이 끊임없이 연장되고 있는데 평균수명이 연장되면 건강수명과 의존수명도 같이 연장될 것 같으나 반드시 그렇지는 않다. 건강수명은 연장되지만 의존수명은 거의 연장되지 않는 경우도 있고, 건강수명은 연장되지만 의존수명은 줄어드는 경우도 있다.

3. 우리나라의 평균수명, 기대여명과 생존확률

1) 끊임없이 연장되는 평균수명

영양상태와 위생상태가 좋아지고, 의술이 발달하여 질병을 치료하고 예방할 수 있어 어린 나이에 사망하는 사람의 수가 줄어들고, 노인이 되어도 건강을 잘 유지할 수 있게 됨에 따라 평균수명은 점차 연장되고 있다. 선진국에는 평균수명이 높고 후진국에는 평균수명이 낮지만 세계적으로 모든 사회가 발전하고 있기 때문에 평균수명은 어느 나라에서든 점차 연장되고 있다.

어느 나라에 있어서나 옛날로 돌아갈수록 영양상태와 위생상태가 나쁘고 질병을 치료하거나 예방하기가 어려웠기 때문에 평균수명이 낮아지고 현대로 올수록 그런 조건이 좋아져서 평균수명이 점점 높아지고 있다.

남녀 전체 평균수명을 보면 서양의 그리스와 로마제국 시대에는 28세, 중세 시대에는 33세, 19세기 말(1800년도 말)에는 37세였으나 20세기(1900~1999년) 들어와서 크게 연장되었고, 21세기(2000~2999년)가 시작된 현재에는 67세로 크게 연장되고 있다.

우리나라의 경우 평균수명은 20세기 초(1900년대 초)까지만 해도 남자가 23세, 여자가 24세 정도였다. 그런데 해방 당시까지 평균수명이 2배 이상 늘어나 남자는 46세, 여자는 51세가 되었다. 해방 이후 사회가 발전함에 따라 평균수명이 더욱 빠르게 늘어나 1980년대 초에 남자는 62세, 여자는 71세가 되었다.

2005년 현재 평균수명은 남자 75세, 여자 82세가 되었고 남녀 전체 79세가 되었다. 2020년이면 남자 78세, 여자 85세가 될 것이고, 2050년이면 남자 83세, 여자 89세가 될 것이라 한다. 이와 같이 우리나라 사람의 평균수명은 끊임없이 연장되고 있다. 〈표 1-1〉의 연도별 평균수명을 보면 이를 잘 알 수 있다.

〈표 1-1〉에서 알 수 있듯이 여자가 남자보다 평균수명이 길다. 이와 같이 여자가 남자보다 더 오래 사는 것은 우리나라에서 뿐만 아니라 다른 모든 나라에서도 그렇다. 나라에 따라 남자와 여자의 평균수명 차이가 똑같지는 않지만 어쨌든 일반적으로 여자가 남자보다 더 오래 사는 것은 사실이다. 같은 해에 태어났어도 남자가 여자보다 오래 사는 경우는 있지만 평균해서 말하면 여자가 남자보다는 오래 산

표 1-1 우리나라 사람들의 평균수명 추세

연도	평균수명		
	남녀 전체	남자	여자
1905	23	23	24
1945	47	46	51
1950	50	48	54
1960	52	51	54
1971	62	59	66
1981	66	62	71
1991	72	68	76
2000	76	72	80
2005	79	75	82
2010	80	76	83
2020	82	78	85
2030	83	80	86
2050	86	83	89

*자료: 통계청, 「장래 인구추계」, 2006.

다는 것이다.

왜 여자가 남자보다 오래 사는지는 많은 설명이 있지만 근본적 이유는 아직도 알지 못하고 있다. 우리 주위에 70세, 80세 넘은 분들을 보면 남자보다는 여자가 훨씬 많은 것은 이와 같은 사실을 잘 증명하고 있다.

2) 기대여명과 생존확률

앞에서 말한 대로 평균수명은 일반적으로 어떤 해에 갓 태어난 아이(0세)가 앞으로 살 수 있을 것으로 기대하는 수명을 말한다. 예를 들면 2005년에 남자 평균수명이 75세라는 것은 2005년 현재 남자는 평균 75세까지 살 수 있다는 말은 아니고 2005년에 갓 태어난 아이가 앞으로 75세 정도 살 것을 기대할 수 있다는 말이다. 그러므로 50세, 60세, 70세가 된 사람들은 앞으로 얼마나 더 살 수 있을 것인가를 계산해 볼 수 있다.

어떤 나이까지 산 사람이 더 살 수 있을 것으로 기대하는 수명을 기대여명이라고 했다. 예를 들면 2005년 현재 65세 된 남자의 기대여명은 18년으로 계산된다. 통계청에서 발표한 2005년 우리나라 사람의 기대여명은 다음 〈표 1-2〉와 같다.

〈표 1-2〉에서 알 수 있듯이 평균수명은 현재 나이에 기대여명을 더한 것과 같지 않다. 다시 말하면 평균수명보다는 현재 나이에 기대여명을 더한 것이 더 길다. 예를 들어 보기로 하자. 2005년 현재 평균수명을 보면(〈표 1-1〉을 볼 것) 남자는 75세, 여자는 82세다. 그런데 2005년 현재 65세가 된 남자의 기대여명은 16년이므로 65세(현재 나이) + 16년(기대 여명)은 81년이 되어 평균수명 75세보다 긴 것을 알

표 1-2 2005년 현재 우리나라 사람들의 기대여명

현재 나이	기대여명	
	남자	여자
50	28	34
55	24	29
60	20	24
65	16	20
70	12	16
75	9	12
80	7	9
85	5	6
90	4	5
95	3	3
100	2	3

*자료: 통계청, 「완전생명표」, 2005.

수 있다.

그러므로 현재까지 살아 있는 사람은 평균수명보다는 기대여명을 생각해야 한다. 앞에서 평균수명은 원래는 어떤 해 어떤 나이에서 앞으로 기대할 수 있는 수명인데 보통은 0세에서 기대할 수 있는 수명으로 쓰이고 기대여명은 어떤 나이까지 산 사람이 앞으로 기대할 수 있는 수명을 말하는 것으로 쓰인다고 했다. 그러므로 현재 살아 있는 사람은 자기 연령에서 앞으로 얼마를 더 살 수 있는가를 가리키는 기대여명을 계산해 보는 것이 더 의미 있고 중요하다.

현재의 자기 나이에서 기대여명이 얼마나 되는가를 계산해서 여생계획을 세우는 것이 바람직하다. 기대여명은 평균적으로 기대할 수 있는 기간이므로 기대 여명보다 덜 살 수도 있고 더 살 수도 있다. 그러므로 두 가지 경우를 생각해서 계획을 세우는 것이 바람직하다. 먼저 최소한 평균 기대여명까지 살 것을 생각한 계획을 세우고, 다음에 평균기대수명보다 더 사는 경우의 계획을 세우는 것이 바람직하다. 어떤 의미에서 덤으로 주어진 인생에 무엇을 할 것인가를 생각하는 것도 중요하고 기대여명 이상으로 오래 살 것을 목표로 계획을 세우고 실천하면 실제로 더 오래 살 수도 있다.

현재 나이에서 여생이 너무 짧다고 생각하여 여생계획을 세울 필요가 없다고 생각하는 것은 좋은 태도가 못된다. '아무리 늦어도 결코 늦은 것은 아니다' 라는 생각으로 아무리 짧은 여생이라도 계획을 세워 실천하는 것이 중요하다. 50세 이후 각 연령에서의 전체, 남자 및 여자의 기대여명은 부록의 표를 보기 바란다.

앞으로 얼마나 더 살 수 있는가는 현재 나이에서 앞으로 어떤 나이까지 생존할 수 있는 생존확률과 관계가 깊다. 그러면 50세 이후에 생존할 확률은 얼마나 될 것인가를 생각해 보자. 다음 〈표 1-3〉과 〈표 1-4〉는 남자와 여자 각각 50세부터 이후 어떤 나이까지 생존할 확률을 나타낸 것이다. 예를 들어 현재 65세인 남자가 80세까지 살 수 있

표 1-3 50세부터의 남자 생존 확률

현재 나이	생존 도달 연령										
	50	55	60	65	70	75	80	85	90	95	100
50	100	96	93	86	77	64	46	27	12	3	1
55		100	96	89	79	66	48	28	12	4	1
60			100	93	83	69	50	29	13	4	1
65				100	89	74	54	32	14	4	1
70					100	83	60	35	15	5	1
75						100	73	43	19	5	1
80							100	59	26	7	1
85								100	43	13	2
90									100	29	5
95										100	18

*자료: 통계청, 「2005년 생명표 작성결과」, 2006.

는 확률은 얼마나 되는가를 알아보자.

〈표 1-3〉을 보고 현재나이 칸(세로)의 65세 줄과 생존 도달 연령(가로)의 80세 줄이 만나는 칸에 있는 숫자 54를 찾는다. 이 54는 65세인 남자가 84세까지 살 수 있는 생존확률이 54%라는 것을 가리키는 것이다. 즉 65세 남자가 80세까지 살 수 있는 경우는 남자 100명 중 54명 정도라는 것이다.

표 1-4 50세부터의 여자 생존 확률

현재 나이	생존 도달 연령										
	50	55	60	65	70	75	80	85	90	95	100
50	100	99	97	95	91	83	69	49	26	10	2
55		100	98	96	92	84	70	49	27	10	2
60			100	97	93	85	71	50	27	10	2
65				100	96	87	73	52	28	10	2
70					100	92	76	54	29	11	3
75						100	84	59	32	12	3
80							100	71	38	14	3
85								100	54	20	5
90									100	37	9
95										100	23

*자료: 통계청, 「2005년 생명표 작성결과」, 2006.

〈표 1-3〉과 〈표 1-4〉에는 50세부터 5세 간격으로 각 연령마다의 생존확률만 나타나 있는데 각 연령에 해당하는 생존확률은 5세 간격의 생존확률 차이를 5로 나누어 얻은 값을 이용하여 어림짐작으로 계산할 수밖에 없다(통계청에서 각 연령에 해당하는 생존확률은 계산해 놓지 못하고 있음).

여자의 평균수명이 남자의 평균수명보다 높기 때문에 여자의 생존

확률이 남자보다 더 높다. 같은 65세에서 80세까지 생존 확률을 보면 남자의 경우 54%인데 비해 여자의 경우는 73%이다. 그리고 나이가 많아질수록 다음 어떤 연령까지의 생존확률은 더 높아진다. 예를 들면 여자의 경우 80세에서 90세까지 생존확률은 38%인데 85세에서 90세까지의 생존확률은 54%이다. 그리고 90세에서 100세까지 생존확률은 9%인 데 비해 95세에서 100까지의 생존확률은 23%가 된다.

3) 건강수명

평균수명이 길어짐에 따라 건강수명이 길어지고 있지만 의존수명은 큰 변화가 없는 경우가 많다. 사회가 발전함에 따라 영양 상태와 위생 상태가 좋아지고 의술이 발달하여 질병과 장애를 미리 예방하고 치료할 수 있게 되었기 때문에 건강이 나빠 혼자서 생활할 수 있는 경우는 그렇게 크게 늘어나지 않은 것 같다. 우리나라보다 평균수명이 긴 선진국의 경우를 보면 건강상태가 나빠 다른 사람에게 의존하지 않으면 안 되는 노인의 비율은 매년 큰 변동이 없는 것으로 나타나고 있다.

그러나 우리나라의 경우 평균수명은 빠른 속도로 연장되고 있지만 건강수명은 늘어나지 않고 의존수명만 늘어나고 있다고 한다. 의존수명이 늘어나고 있다는 것은 건강문제에 신경을 써서 정기적으로 신체검사를 받아 질병을 발견하고 치료하거나 예방하고, 규칙적으로 운동을 하고, 음식섭취에 주의하지 않기 때문인 것으로 생각된다.

보건복지부에서 발표한 2005년도 평균수명과 건강수명은 〈표 1-5〉

에 나타난 바와 같이 차이가 많이 난다. 2005년 현재 남녀전체 평균수명은 79세인데 건강수명은 69세밖에 되지 않는다(표에서 0세에서의 기대여명은 평균수명과 같음). 〈표 1-5〉의 기대여명은 〈표 1-2〉의 기대여명보다 약간 길게 되어 있는데 조사대상이 다르기 때문이다.

〈표 1-5〉에서 보면 기대수명이 79세인데 건강수명은 10년 정도 낮은 69세이다. 기대수명에서 건강수명을 뺀 값이 바로 의존수명이다.

이는 평균수명이 79세이지만 실제로 건강하게 생활할 수 있는 수명은 10년이 적은 69세밖에 되지 않는다는 의미다. 50세 이후는 기대수

표 1-5 기대여명, 건강수명 및 의존수명

현재연령	기대여명	건강수명	의존수명(기대여명-건강수명)
0	79	69	10
50	31	23	8
55	26	19	7
60	22	16	6
65	18	12	6
70	14	9	5
75	11	7	4
80	8	5	3
85 이상	6	3	3

*자료: 보건복지부 질병관리본부, 「국민건강 영양조사 제3기(2005) 심층분석」, 2007.

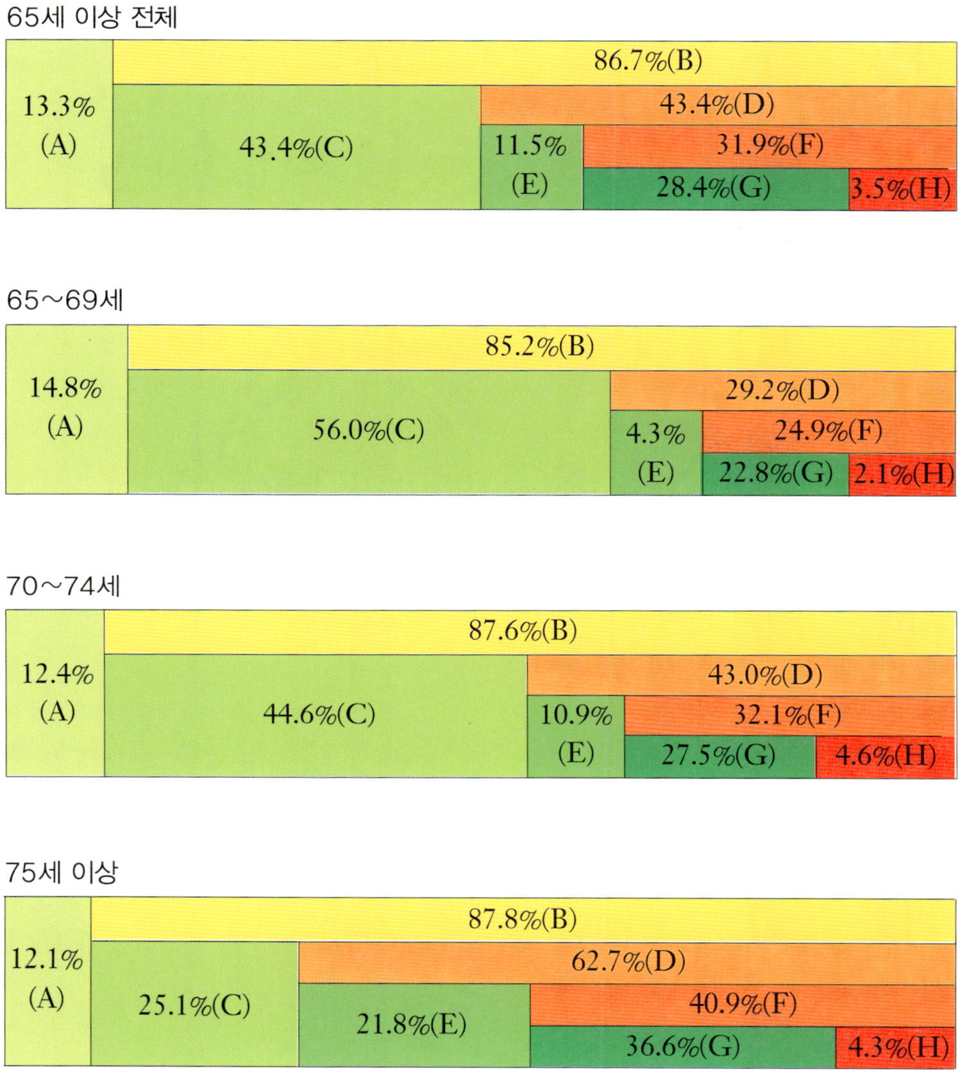

A: 건강 독립생활 가능　　B: 만성질환
C: 만성질환 있지만 독립생활 가능　　D: 수단적 일상생활 수행행동 제한
E: 수단적 일상생활 수행행동만 제한　　F: 일상생활 수행행동만 제한
G: 일상생활 수행행동 일부 제한　　H: 일상생활 수행행동 모두 제한

출처: 정경희 외, 『1998년도 노인생활 실태 및 복지욕구 조사』, 1998.

그림 1-1 65세 이상의 건강상태

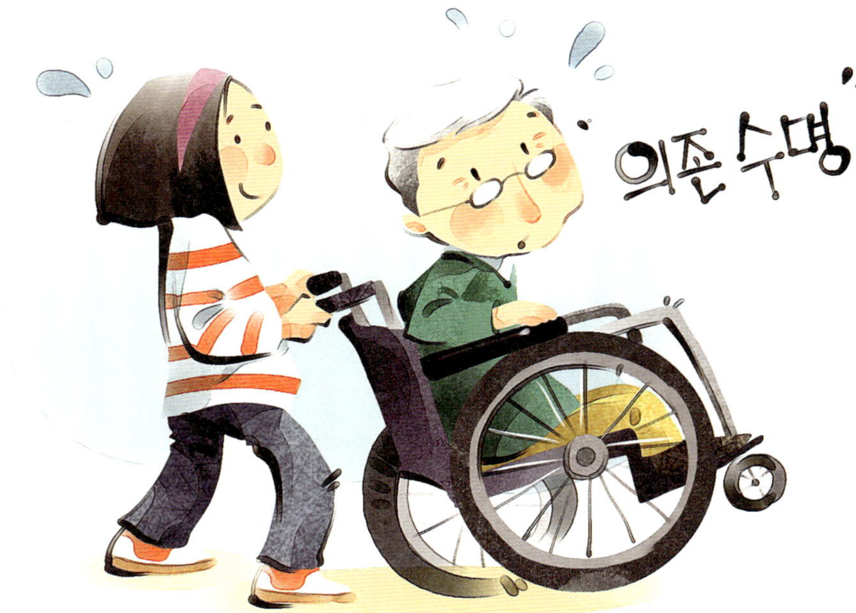

명이 점차 짧아지고 건강한 사람이 더 오래 살기 때문에 기대수명과 건강수명의 차이가 점차 줄어드는 것으로 보인다.

기대여명과 건강수명을 비교해 보는 것은 두 가지 의미에서 중요하다. 하나는 건강수명을 늘려서 기대여명만큼 건강하게 사는 것이 무엇보다 중요하다는 것이고, 다른 하나는 50대 이후 여생에서 의존수명 기간이 있을 수 있기 때문에 의존기간 동안 들어가는 요양비용이나 의료비용을 미리 준비해 두는 것도 중요하다는 것이다.

4) 노후에 혼자 생활하기 어려운 사람 증가

나이가 들면 신체와 정신이 허약해지고 만성질병도 증가하여 혼자서 생활하기 어려운 경우가 많아진다. 앞에서 건강수명과 의존수명을 설명했는데 의존수명은 혼자서 생활하기 어려운 경우의 기간을 말한다.

우리가 일상생활에서 하는 행동은 크게 두 가지로 나눌 수 있다. 하나는 일어나고 앉기, 옷 입기, 식사하기, 집안에서 이동하기, 세수하기, 화장실 가기, 대변 보기 및 소변 보기 등의 자기 몸을 관리하는 행동이다. 이와 같이 자기 몸을 관리하는 행동을 일상생활 수행행동(Activities of Daily Living: ADL)이라 한다.

다른 하나는 자기 몸 관리에는 문제가 없고 이 외에 전화걸기, 식사만들기, 빨래하기, 가까운 곳에 물건 사러 가기, 가까운 곳에 버스나 지하철 타고 가기, 금전관리 등과 같이 집 안에서나 집 밖에서 자유로이 하는 행동이다. 이와 같이 집 안과 밖의 가까운 지역에서 남의 도움 없이 자유로이 일상생활을 하는 행동을 수단적 일상생활 수행행동(Instrumental Activities of Daily Living: IADL)이라 한다.

수단적 행동이라는 의미는 어떤 목적을 달성하기 위한 수단으로 하는 행동을 말한다. 예를 들면 전화 걸기는 어떤 이야기를 전하거나 물어보거나 또는 무엇을 상의하기 위한 목적으로 하는 수단이 되는 행동이라 할 수 있다. 수단적 일상생활 수행행동을 혼자 할 수 있다고 해서 정상적인 사회활동을 혼자 할 수 있는 경우는 드물다.

나이가 들면 노쇠(老衰), 신체적 및 정신적 질병(주로 만성질병) 등으로 일상생활 수행행동이나 수단적 일상생활 수행행동을 혼자서 하기 어려운 경우가 늘어난다. 특히 일상생활 수행행동을 혼자서 할 수 없는 경우는 자기 자신에게는 물론 가족이나 동거하는 사람들에게도 어려움이 커진다.

실제로 65세 이상의 사람들 중에 일상생활 수행행동과 수단적 일상생활 수행행동이 어려운 사람들의 비율이 얼마나 되는가를 조사해 보았더니 65세 이상 중에 약 11%는 수단적 일상생활 수행행동을 한 가지 이상 혼자서 할 수 없고, 약 32%는 일상생활 수행행동을 한 가지 이상 할 수 없는 것으로 나타났다. 그리고 약 4% 정도는 일상생활 수행행동 거의 전부를 혼자서 할 수 없었다. 이들은 거의 거동불능 상태(와상상태[臥床狀態]라고도 함)라 할 수 있다.

65세 이상 전체와 65세 이상을 65~69세, 70~74세, 75세 이상으로 나누어 독립적인 생활이 가능한 정도와 일상생활 수행행동과 수단적 일상생활 수행행동을 할 수 없는 비율을 그림으로 나타내면 다음 〈그림 1-1〉과 같다.

70세, 80세 이상으로 나이가 많아지면 수단적 일상생활 수행행동을 한 가지 이상 혼자 할 수 없는 비율과 일상생활 수행행동을 한 가지 이상 혼자서 할 수 없는 비율이 점점 크게 늘어난다.

특히 일상생활 수행행동을 한 가지 이상 혼자서 할 수 없는 경우는 가족이나 동거인의 도움이 필요하고 나아가서는 지역사회나 요양시설에서 전문적 장기요양보호 서비스를 받을 수밖에 없다.

노년기에 혼자서 생활하기 어려운 경우가 증가하기 때문에 평균수명은 늘어나지만 건강수명은 별로 늘어나지 않거나 큰 변화가 없게 된다. 일상생활 수행행동이나 수단적 일상생활 수행행동의 장애는 노쇠로 불가피하게 발생할 수도 있지만 자신이 평소 꾸준히 노력하지 않았기 때문에 발생하는 경우가 많다고 한다. 그러므로 평균수명을 건강수명과 같아지도록 개인적으로 많은 노력이 필요하다.

혼자서 생활하기 어려워 다른 사람으로부터 도움을 받는다는 것은 자존심 상하고 절망스러운 일이라 생각할 수도 있다. 그러나 할 수 없이 다른 사람의 도움을 받을 수밖에 없다면 자녀들이나 아니면 간병인의 도움을 받아야 할 것이다. 우선 장애가 심한 경우는 요양시설에 들어 갈 수도 있고 장애가 그리 심하지 않은 경우는 집에 있으면서 도움을 받을 수 있다.

2008년 7월부터 노인장기요양보험이 시행되어 요양시설에 들어가거나 집안에서 가족 이외 전문가로부터 서비스를 받을 수 있고, 그 비용의 80~85%는 요양보험에서 지불해 주기 때문에 앞으로는 큰 부담없이 서비스를 받을 수 있다.

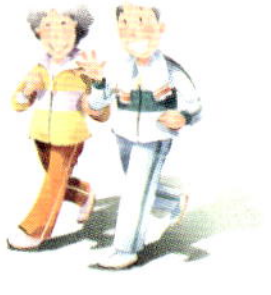

실천해야 할 일

1. 부록의 기대여명표를 보고 자신과 배우자가 현재 나이에서 앞으로 얼마를 더 살 수 있는지 계산해 보자.

2. 자신과 배우자의 경우 다음과 같은 일상생활 수행행동을 혼자서 할 수 있는지, 아니면 남의 도움이 어느 정도 필요한지를 생각해 보자.

① 옷 벗고 입기
② 세수하기
③ 양치질하기
④ 목욕하기
⑤ 식사하기
⑥ 몸 뒤척이기(체위변경)
⑦ 일어나 앉기
⑧ 옮겨 타기(앉기)
⑨ 방 밖으로 나오기
⑩ 화장실 사용하기
⑪ 대변 조절하기
⑫ 소변 조절하기

3. 자신과 배우자의 경우 다음과 같은 수단적 일상생활 수행행동을 혼자서 할 수 있는지 아니면 남의 도움이 어느 정도 필요한지 생각해 보자.

① 몸단장하기
② 집안일(청소, 침구정리, 설거지 등)하기
③ 식사 준비(음식재료를 준비하고 요리하고 밥상 차리기)
④ 빨래하기
⑤ 근거리 외출
⑥ 교통수단 이용하기
⑦ 상점에 가서 물건 사기
⑧ 금전관리하기
⑨ 전화 걸기
⑩ 약 챙겨먹기

2 미래사회는 고령화사회

1. 고령화사회의 의미

요즈음 '고령화사회' 라는 말을 많이 하기도 하고 많이 듣기도 한다. 고령화사회라는 말은 상식적으로는 "한 나라의 전체 인구 중에 65세 이상의 노인 인구가 늘어나고 있는 사회" 또는 "한 나라 인구의 평균 연령이 높아지는 사회"를 말한다. 그리고 전문적으로는 "한 나라의 전체 인구 중 65세 이상 노인인구의 비율이 7% 이상을 넘어 계속 늘어나고 있는 사회"를 말한다.

우리나라는 2000년부터 전체 인구 중 65세 이상 인구가 차지하는 비율이 7%를 약간 넘어섰고 그 이후 계속 증가하고 있기 때문에 고령화사회가 되었다. 지구상의 모든 나라의 평균수명이 과거보다는 계속 늘어나기 때문에 노인인구가 늘어나고 있는 사회라는 의미에서 모든 나라는 고령화사회라고 할 수 있지만 고령화사회를 그런 의미로 말하는 경우는 거의 없다.

고령화사회라는 말은 상식적인 의미로 사용하는 것보다는 전문적인 의미로 사용하는 것이 바람직하다. 국제연합(유엔: UN)에서 65세 이상 노인인구가 7% 이상이 되면 고령사회(aged society)라고 한 적이 있기 때문에 고령화사회를 65세 이상 인구 비율을 생각하여 "한 나라의 전체 인구 중 65세 이상 노인이 차지하는 비율이 7% 이상이고 계속 노인 인구 비율이 늘어나고 있는 사회"라 하는 것이 적합할 것 같다.

일본이나 우리나라에서는 65세 이상 인구의 비율에 따라 노인인구가 7% 이상인 사회를 다시 세 가지로 나누어 말하는 경우가 많다. 즉 65세 이상 노인인구가 전체인구 중 7% 이상 14% 미만인 사회를 '고령화사회(aging society)', 노인인구가 14% 이상 21% 미만인 사회를 '고령사회(aged society)', 노인인구가 21% 이상인 사회를 '초고령사회(super-aged society)'로 나누어 부른다. 이와 같이 노인인구 7% 이상인 사회를 세 가지로 나누어 부르는 것은 유엔(국제연합)에서 그렇게 분류했기 때문이라 하지만 그렇게 말한 근거는 없고 다만 7% 이상의 사회를 고령사회라고만 했을 뿐이다.

한 나라의 노인인구 비율이 7%, 14%, 21%가 되었을 때 무슨 특별한 일이 발생하는 것도 아니고 다만 노인인구의 비율이 어떤 수치만큼 높아진다는 의미밖에 없다. 그렇기 때문에 고령화사회를 세 가지로 구분해서 말하는 것보다는 고령화사회라는 말 하나로만 생각하는 것이 그 뜻이 간단하고 분명하다.

고령화사회는 다시 말해서 '한 국가의 전체 인구 중에 65세 이상 노인인구의 비율이 7%를 넘어서 계속 늘어나고 있는 사회' 라고 이해하면 무난할 것이다. 국제연합(유엔)에서나 선진국에서도 노인인구의 비율에 관계없이 모두 노인인구가 7% 이상인 사회를 모두 '고령화사회' 라 부르고 있다.

고령화사회라 할 때 65세 이상의 노인인구의 비율(%)이 얼마나 되는가도 중요하지만 노인인구가 얼마나 빠르게 늘어나고 있는가도 중요하다. 우리나라는 이미 2000년에 노인인구가 7%를 넘어섰고 세계에서 가장 빠르게 노인인구가 증가하고 있어 대단히 빠른 속도로 고령화사회로 발전하고 있다.

2. 세계에서 가장 빠른 우리나라의 고령화

고령화는 전체 인구가 고령화된다는 의미에서 '인구 고령화' 라 해야 더 정확한 표현이지만 간단하게 말하기 위해 인구라는 말을 빼고 '고령화' 라고 한다. 그러나 고령화의 정확한 의미를 살려 고령화를 '인구 고령화' 라고 말하는 경우도 종종 있다.

한 나라의 인구가 얼마나 고령화되는가는 인구 전체의 평균연령을 계산하여 매년 비교해 보면 알 수 있다. 하지만 이것보다는 노인인구가 늘어난다는 의미를 강조하면서 동시에 인구의 평균연령도 늘어난다는 의미도 나타내기 위해 한 나라의 전체 인구 중에 65세 이상 노인

표 2-1 각 나라의 노인인구 비율(고령화 정도)

나라	2000년	2010년	2020년	2030년	2040년	2050년
미국	12.4	13.2	16.6	20.6	21.5	21.7
일본	17.4	22.5	27.9	29.6	33.2	35.7
스웨덴	17.3	19.5	23.1	25.5	27.2	26.7
영국	15.9	17.1	19.8	23.1	25.5	24.9
독일	16.4	19.8	21.6	26.1	28.8	28.4
프랑스	16.1	16.6	20.1	23.2	25.3	25.5
호주	12.4	13.4	18.2	20.0	21.9	22.6
한국	7.2	11.0	15.6	24.3	32.5	38.2
OECD평균	13.0	14.5	17.5	20.9	23.3	24.4

*자료: 통계청과 경제개발협력기구(OECD)

인구가 차지하는 비율을 계산하여 연도별로 비교하는 경우가 훨씬 많다. 그래서 고령화의 정도는 한 나라 또는 어떤 해(연도)에 있어서 65세 이상 노인인구의 비율로 나타내는 경우가 일반적이다.

우리나라는 2000년대 이전까지는 노인인구의 비율이 그리 빨리 늘어나지 않았지만 2000년 이후에는 세계 다른 어느 나라와도 비교할 수 없을 정도로 빠르게 늘어나고 있고 앞으로도 그럴 것으로 예상하고 있다. 〈표 2-1〉에서 나타난 바와 같이 우리나라와 다른 선진국의 노인인구 비율을 연도별로 비교해 보면 우리나라의 고령화가 얼마나 빠른가를 잘 알 수 있을 것이다.

〈표 2-1〉에서 보면 2000년에 우리나라의 노인인구 비율은 다른 선진국과 경제개발협력기구(영어 약자로 오이씨디(OECD)라고 부름) 국가들의 평균보다 훨씬 낮지만 2030년이 되면 우리나라는 경제개발협력기구 회원국가의 평균보다 높아지고, 2050년이 되면 다른 모든 선진국보다 더 높아지게 될 것이라 한다. 좀더 설명하면 2010년에는 우리나라 인구 10명 중 1명이 노인인데 2030년이면 4명 중 1명은 노인이고, 2050년이 되면 5명 중 2명이 노인이 된다는 것이다.

〈표 2-1〉에서 보면 2000년에는 우리나라 노인인구 비율이 선진국에 훨씬 못 미쳤는데 해가 갈수록 빠르게 늘어나 2030년부터는 경제개발협력기구 회원국가의 평균보다 앞서기 시작하고, 2050년에는 세계에서 가장 노인인구 비율이 높은 국가가 될 것으로 예상된다. 다시 말하면 우리나라는 2000년 이후 고령화가 세계에서 가장 빠른 속도로 진행될 것이라는 것이다.

경제개발협력기구는 제2차 세계대전 이후 미국에서 유럽의 경제개발을 원조하기 위해 설치한 마셜 플랜(Marshall Plan)이라는 기구가 이름을 바꾸고 회원국을 확대한 국제기구이다. 경제개발협력기구는 현재 회원국이 30개국이고 세계에서 잘 사는 나라들 모두가 회원국이 되어 있고, 우리나라는 1996년에 가입하여 회원국이 되었다. 우리나라도 잘 사는 나라들이 참여하는 국제기구의 회원국이 되었기 때문에 우리나라와 선진국을 비교할 경우 경제협력개발기구 회원국가와 비교하면 의미가 있다고 생각된다.

3. 미래사회는 피할 수 없는 고령화사회

앞에서 말했듯이 우리나라는 말할 필요도 없고 세계 모든 나라에서 평균수명이 계속 연장되고, 따라서 노인의 비율도 계속 증가할 것이기 때문에 미래사회는 고령화사회가 될 수밖에 없다.

그런데 고령화사회를 말하면 노인들의 수가 많아지고 노인의 비율이 증가하는 것만 생각하여 굉장히 문제가 많거나 희망이 없는 사회가 되지 않을까 두려워하고 있다.

인류의 역사에서 노인의 수와 비율이 그렇게 많이 증가하는 사회는 없었기 때문에 고령화사회가 되는 것을 두려워하고 있는지 모른다. 고령사회사회가 될수록 문제가 많을 것이라 생각하고 두려워하는 것은 좋은 태도가 못 된다. 고령화사회는 문제도 있겠지만 좋은 점도 있고 미리 잘 준비하면 새로운 사회로 발전시킬 수 있다.

우리나라의 노인인구는 세계에서 가장 빠르게 늘어나고 있지만 그렇다고 2~3년 내에 지금보다 몇 배로 늘어나는 것도 아니고 사회에 큰 변화가 오는 것도 아니다. 고령화사회는 앞으로 가면서 점차 그 정도가 심해질 뿐이다.

4. 고령화사회에서 노인에게 불리한 점과 유리한 점

고령화사회는 정도가 심해지면서 우리 앞에 다가오고 있기 때문에 고령화사회로 발전하면 할수록 노인들에게 어떤 면이 더 유리해지고 어떤 면이 더 불리해지는가를 한번 생각해 볼 필요가 있다.

1) 고령화사회가 노인에게 유리한 점

첫째, 고령화사회로 발전되면 될수록 노인들의 수와 비율이 늘어나기 때문에 국가에서 노인복지에 더 많은 관심을 가질 것이다. 우선 노인들의 수가 많아지기 때문에 이들이 필요로 하는 여러 가지 복지 서비스를 정부에서 실시할 가능성이 높아질 것이다. 우리나라에서도 이제 노인들이 필요로 하는 복지 서비스는 의식주 문제를 해결하는 수준을 넘어 삶의 질을 높이는 데 도움이 되는 여러 가지 서비스가 될 것이고 정부는 이러한 서비스를 무시할 수 없을 것이다.

앞으로는 정부에서 노인들에게 필요한 복지 서비스를 마련하지 않으면 노인들이 단결하여 정부에 노인복지 서비스를 강하게 요청하게 될 것이고 정부는 이를 무시할 수 없게 될 것이다. 노인들 모두는 국가의 대통령과 국회의원, 지방의 도지사, 시장과 군수 및 도의회 및 시 · 군 · 구 의회 의원을 뽑는 투표권을 가지고 있기 때문에 노인들에게 불리한 복지정책을 내세우는 후보자는 선출되기 어려워질 것이다. 따라서 선거에 출마한 정치인들은 노인들에게 유리한 복지정책을 공약으로 내세울 가능성이 높아질 것이다.

미국의 경우를 예로 들어 보면 정년퇴직인협회(AARP)라는 노인단체가 있는데 노인들에게 유리한 정책을 공약으로 내세우도록 출마한 정치인에게 압력을 넣기도 하고, 노인들에게 불리한 정책을 내세우는 정치인에게 투표를 하지 않도록 하는 운동을 벌이는 등 선거에 큰 영향을 미치는 단체로 잘 알려져 있다. 우리나라도 앞으로 몇 년 내에 미국과 같이 되지는 않겠지만 5년 또는 늦어도 10년 이내에는 노인 단체들의 단합된 힘이 커질 것으로 생각되고 그러면 노인들이 선거에 상당한 영향을 미칠 것이기 때문에 노인복지가 지금보다는 훨씬 좋아지게 될 것이다.

우리나라에서도 2000년대에 들어오면서 노인단체(예를 들면 대한노인회)들이 노인복지단체와 학자들과 함께 정부에 계속 요청하여 2005년 5월에 저출산 · 고령사회기본법이 만들어졌고, 이 법에 따라 정부에서 2006년부터 2010년까지 5년간 32조 원의 예산을 들여 실천할 노인복지를 포함한 고령화사회대책을 세우게 되었다.

그리고 2007년 4월에는 기초노령연금법을 만들어 2008년 1월부터 60% 노인들에게 월 8~10만 원 노령연금을 지급하도록 되었다. 또한 2007년 4월에 노인장기요양보험법도 만들어 2008년 7월부터 치매, 중풍 등의 질환으로 거동이 불편 노인과 장애가 심한 노인들이 요양시설이나 가정에서 전문가의 서비스를 받고 보험에서 비용의 80~85%를 지급받을 수 있도록 되었다.

둘째, 고령화사회가 되면 노인들의 건강유지, 질병 치료 및 생활에 편리한 상품과 서비스 등이 많아지고 노인을 대상으로 하는 산업이 많이 발전하게 될 것이다. 2005년 현재 65세 이상 노인은 440만 명이나 되고 2010년이면 540만 명이 될 것이다.

그리고 앞으로 나라의 경제가 발전하여 국민 전체의 소득이 지금보다는 많이 올라가고, 노후에 매월 받는 연금(기초노령연금, 국민연금, 퇴직연금 등)도 많아질 것이기 때문에 어려운 노인들의 비율은 점차 줄어들고 경제적으로 여유가 있는 사람들이 훨씬 많아질 것이다.

여유 있는 노인들은 취미와 특기 및 스포츠 활동 개발 및 참여, 여행, 자기개발을 위한 공부 등 자기들이 하고 싶은 활동을 하면서 노후의 삶을 즐기려 할 것이다. 그리고 건강이 좋지 않은 사람들은 병원에 가지 않고서도 가정에서 쉽게 건강 서비스를 받고 싶어 하거나 더 나아가 질 높은 여러 가지 건강 서비스를 받고 싶어 할 것이다.

이처럼 노인들이 원하고 필요로 하는 것을 국가의 복지 서비스로 다 해결해 줄 수 없기 때문에 노인들이 기본적으로 필요로 하는 일정한 서비스는 국가에서 해결해 주지만 그 이상 여러 가지 서비스와 질 높은 서비스를 받고 싶어 하면 개인적으로 돈을 내고 그런 서비스를 받을 수밖에 없을 것이다.

우리보다 노인인구 비율이 높은 미국, 일본 등의 선진국에서는 노인들의 건강유지, 질병 치료 및 생활의 편의와 즐거움을 위한 여러 가지 서비스와 상품이 발전되어 있기 때문에 노인들이 시장에서 돈을 내고 필요한 상품과 서비스를 구입하여 편리한 생활을 하고 있다.

우리나라에도 앞으로 점차 노인들이 필요로 하는 여러 가지 상품과 서비스가 많이 생겨나서 노인들이 생활하기 편하게 될 것이고, 이런 상품과 서비스를 제공하는 산업도 많이 발전하게 될 것이다. 노인들을 대상으로 상품과 서비스를 제공하는 산업을 '실버산업' 또는 '고령친화산업'이라 한다.

우리나라에서는 몇몇 분야에서 실버타운, 의류, 화장품, 의료 서비스 등에서 서서히 조금씩 실버산업이 발전되어 왔으나 2006년 12월에 고령친화산업진흥법이 만들어져 앞으로 노인들에게 필요한 여러

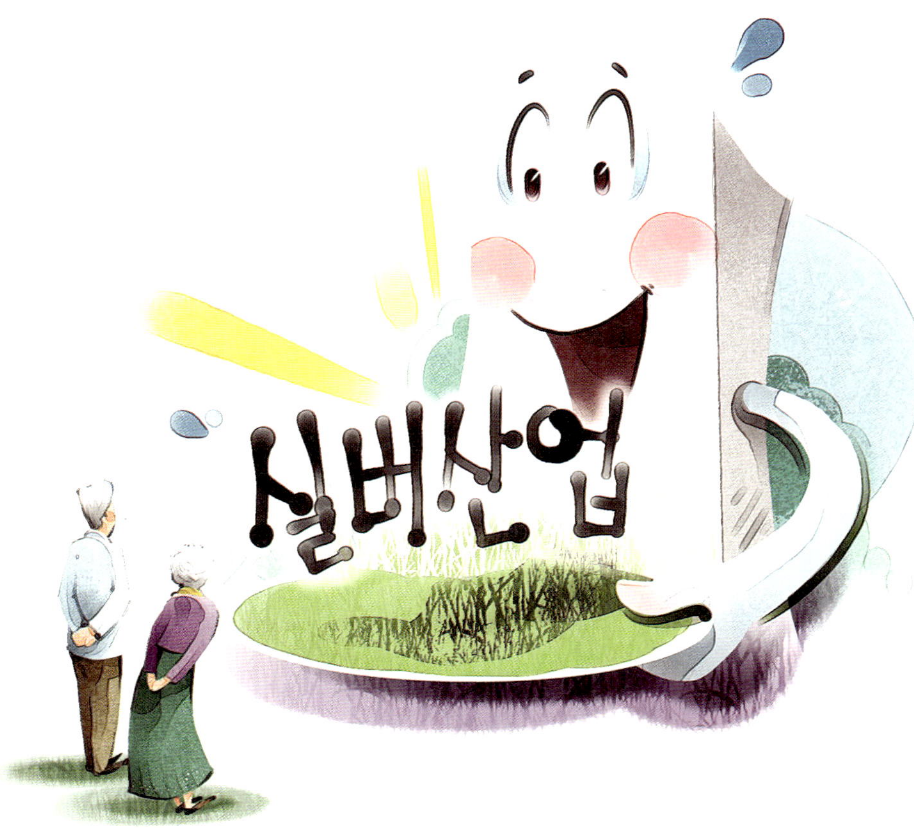

가지 서비스가 많이 생겨날 것으로 생각된다.

셋째, 고령화사회가 되면 정년이 연장되고 노후 일자리가 많이 늘어나게 될 것이다. 현재 우리나라에는 나이가 들면 무조건 능력이 떨어진다고 생각하여 빠르면 50대 초반부터 퇴직시키는 경우도 많고 60세까지 정년을 보장하는 경우는 많지 않다. 앞으로 평균수명이 계속 연장될 것이고 일할 젊은 사람들의 수는 줄어들 것이므로 일할 사람이 부족하여 노인들이 더 오래 일해야 할 때가 올 것이다. 그래서 정년을 연장하거나 정년 후에도 다른 일을 할 수 있는 기회가 많아질 것이다.

노인의 비율이 높은 선진 외국의 경우 정년을 아예 철폐하거나 연장하고 있고, 노인들을 정년 후 재고용하고, 노인들에게 적합한 일자리를 많이 지정하여 이들이 능력에 따라 일할 수 있는 기회를 제공하고 있는데 우리나라도 외국처럼 될 수밖에 없을 것이다.

우리나라에서도 서서히 정년이 60세로 연장되고는 있으나 아직도 55세 정년이 가장 많은 실정이다. 또한 정년을 폐지하자는 움직임도 있으나 정년 폐지는 당분간은 이루어지기 어려울 것 같다. 한편 정부에서는 고용에서 연령차별을 없애기 위한 법률(연령차별금지 및 고령자고용촉진에 관한 법률: 2007년 3월 30일에 노동부에서 입법 예고됨)을 제정하려 하고 있어 임금, 교육, 훈련, 배치, 승진, 퇴직, 해고 등에서 점차 연령이 많다는 이유로 차별을 못하게 될 것이다.

정부에서는 특별히 2004년부터 노인들에게 일자리를 많이 만들어 주기 위한 노력을 시작하였고 2006년에는 한국노인인력개발원을 설립하여 노인들에게 여러 가지 형태의 일자리를 제공하고 있다. 노인들에게 마련되는 일자리가 아직은 7개월 정도만 일할 수 있는 경우가 대부분이고, 노인들이 익힌 지식과 경험을 살려 오랫동안 할 수 있는 일자리는 많지 않은 편이다. 앞으로 정부에서는 노인들이 계속 일하고 임금도 제대로 받을 수 있도록 정책을 추진할 것으로 보인다.

일반 기업체들 가운데는 정년 후 재고용, 임금 피크제(예를 들면 55세 이후 봉급이 가장 높은 시기부터 임금을 더 낮게 하여 60세나 그 이후까지 일하게 하는 것)를 활용하는 곳이 조금씩 늘어나고는 있으며 앞으로는 기업에서 근로자를 계속 고용하는 방법을 적극 생각하게 될 것이다.

넷째, 노인들이 능력을 스스로 개발할 기회가 많아지고 경험을 활용할 기회가 많아질 것이다. 앞으로 평균수명이 길어질 것이기 때문에 지금까지와 같이 65세부터를 노인으로 생각하는 사람은 크게 줄어들 것이다. 그리고 앞으로는 능력이 있느냐 없느냐를 나이로 판단하는 생각은 바뀌게 될 것이고 그런 생각을 빨리 바꾸는 것이 노인 자신에게도 좋고 다른 사람들에게도 좋을 것이다.

사실 어떤 일을 잘 할 수 있는 능력은 반드시 나이로 판단할 수는 없다. 나이가 많아도 능력이 있는 사람이 있는가 하면 나이가 젊어도 능력이 떨어지는 사람도 많기 때문에 능력을 나이로 판단하는 생각은 바람직하지 못하다. 그리고 노인들도 단순히 나이가 들었기 때문에 '나는 할 수 없다' 는 생각을 하는 것은 바람직하지 못하고 훈련을 받고 노력하면 얼마든지 잘 할 수 있고 새로운 일도 할 수 있다는 생각과 태도를 가지는 것이 중요하다.

앞으로 평균수명은 계속 연장되고 사회에서 할 일도 많아질 것이므로 60세부터 또는 65세부터를 노인이라 하여 이들을 퇴직시키거나 이들에게 일할 기회를 주지 않는다면 일할 사람이 절대적으로 부족하게 될 것이다. 그러므로 기업측에서는 중년기 이후부터 계속 근로자를 훈련시켜서 오래 고용할 수 있도록 하는 것이 바람직하다. 그리고 앞으로 근로자들에게는 은퇴 전에 새로운 능력을 개발하여 은퇴 후에 새로운 사업이나 활동을 할 수 있는 기회도 많아지게 될 것이다.

우리나라의 유한 킴벌리라는 회사에서 근로자들에게 1년에 30일 정도 스스로 교육을 받을 수 있도록 했더니 사고도 줄어들고 일의 성과도 더욱 좋게 나타났고 70세가 넘어서까지 일을 잘 하는 사람도 늘어나고 있다고 한다.

노인들도 훈련을 받고 새로운 것을 배우면 얼마든지 일을 계속할 수 있고 잘 할 수 있기 때문에 은퇴 전 교육과 훈련은 물론 은퇴 후에도 새로운 것을 배우고 직업 훈련을 받을 수 있는 기회를 많이 만들어주어야 할 것이다. 정부의 저출산 · 고령사회 제1차 기본계획(2006~2010년)에 중고령자(55세 이상) 노인에게 직업훈련 기회를 제공할 대책이 포함되어 있다.

다섯째, 새로운 노인 문화가 만들어져 노인들이 생각하고 행동하기 편해지고 노인이 아닌 사람들이 노인을 잘 이해할 수 있게 될 것이다. 노인들의 수가 많아지다 보면 노인들끼리 잘 통하는 생각과 행동을 하게 되는 경우가 많아지고 이렇게 되면 노인들끼리의 새로운 사고방식과 생활방식이 만들어질 가능성이 높아진다.

다른 민족이나 다른 사람들과 구별되는 사고방식과 생활양식을 가지고 생각하고 행동하는 것을 가리켜 문화라 한다. 앞으로 노인들은 지금보다 건강한 모습으로 활발하게 활동하거나 사회에 봉사하는 모습을 보이고, 놀이, 취미, 특기 등도 새롭게 개발하게 될 것이다.

요즈음 노인들의 생활모습을 보면 10년이나 20년 전의 노인들과 다른 면이 많듯이 앞으로 더욱더 많은 노인들이 여생을 활발하고 즐겁게 보내는 모습으로 만들어 갈 것이다.

지금도 노인복지관, 사회복지관 등 여러 노인복지단체 등에 참여하는 노인들은 건강 지키기에 노력하면서 배움의 기회도 갖고 자원봉사 활동에도 참여하는 등 활발하게 움직이며 생활하는 새로운 모습을 보여 주고 있는데 이러한 모습들이 널리 퍼지면 새로운 노인문화가 만들어질 수 있을 것이다.

특히 해방 후에 태어난 세대들은 교육을 많이 받고 노후에 비교적 부유한 생활을 할 수 있기 때문에 이들이 노인이 되면 새로운 노인 문화를 만들어갈 가능성은 더욱 높다. 유럽이나 미국과 같은 선진국에서 베이비부머 세대(baby boomer: 1945~1964년생)가 2010년부터 은퇴하게 되는데 이들은 현재와는 다른 노후생활을 즐기고 새로운 노인 문화를 만들어 갈 것이라 생각하는 사람들이 많다.

우리나라에서도 베이비부머 세대(1955~1963년생)가 은퇴하기 시작하는 2015년 이후에 새로운 노인 문화가 만들어질 가능성이 높다.

한 나라에서 일정한 시기에 어린아이가 이전과 다르게 많이 태어난 시기(베이비부머 시기)가 있는데 이 시기에 태어난 사람들을 가리켜 베이비부머(baby boomer)세대라 한다. 대개는 전쟁이 끝난 후에 일정 기간 동안이 베이비부머 시기가 된다. 우리나라의 경우는 6 · 25전쟁이 끝난 후 1955년부터 1963년까지가 베이비부머 시기였다.

여섯째, 사회 전체가 노인을 생각하는 새로운 사회로 바뀌게 될 것이다. 평균수명의 연장으로 고령화사회가 계속 진행될 것이고 노인들의 수와 비율이 계속 크게 늘어날 것이므로 지금과 같이 65세 이상을 노인이라 하여 은퇴시키거나 사회에서 설 자리를 주지 않는다면 사회가 제대로 유지되기 곤란하고, 65세 이상 된 모든 사람들을 연금이나 세금으로 부양한다면 국가는 그 비용을 감당하기 어려울 것이 분명하다.

그렇기 때문에 65세 이상을 노인이라 하여 이들을 사회에서 퇴장시키거나 배제시킬 것이 아니라 노인을 사회 속에 참여시키는 방법으로 생각을 바꾸지 않으면 안 될 것이다. 연령에 관계없이 일할 수 있는 노인에게는 일할 기회를 제공해 주고 자원봉사하고 싶은 사람들에게는 자원봉사할 수 있는 기회를 제공해 주고 또한 건전한 취미와 특기, 스포츠 활동 등으로 여가를 즐길 수 있도록 서비스와 시설을 마련하여 '젊은 세대와 노인세대가 함께 할 수 있는 사회' 를 만들어 가야 할 것이다.

고령화사회를 새로운 사회로 변화시키고 유지하고 발전시켜 나가려면 노인들을 제외시키고는 새로운 사회로 발전시키는 것이 불가능할 것이기 때문에 앞으로는 노인들과 함께하는 사회를 만들어 가기 위한 정부의 정책이 생겨날 수밖에 없을 것이다.

국제연합에서는 1999년을 '세계노인의 해' 로 정하고 매년 10월

1일을 '세계 노인의 날' 로 정하였고 앞으로의 사회는 '모든 세대가 함께하는 사회' 로 나가야 한다고 하였다. 이 말은 모든 세대가 함께하는 사회는 바로 노인들을 사회 속에 참여시켜 노인들과 같이 사회를 이끌어 가야 한다는 것이다. 우리나라에서는 10월 2일을 '노인의 날로' 정하였다.

지금부터 40여 년 전에 어떤 학자가 21세기는 '노인의 세기' 가 될 것이라고 했는데 우리가 맞이한 새로운 100년의 21세기는 노인을 중요하게 생각하는 사회가 될 것이 분명하다.

우리나라에서 2005년에 저출산 · 고령사회기본법을 제정하여 앞으로 5년마다 정부에서 고령화사회에 대응하는 여러 가지 정책을 수립하도록 하였다. 2006년에 제1차 5개년계획을 세워 2006년에서 2010년까지 32조원의 예산을 들여 그 계획을 시행하기로 하였다. 이 계획의 궁극적 목표는 '모든 세대가 함께하는 지속발전 가능한 사회' 이다. 앞으로 노인을 포함한 모든 세대가 같이 참여하여 우리사회를 만들어 가지 않으면 안 될 것이다.

2) 고령화사회가 노인에게 불리한 점

첫째, 노인들이 너무 많아져 활력이 없는 사회가 될 것이고 노인에 대한 이미지가 더욱 좋지 않을 수도 있다. 이렇게 될 수도 있다는 데 대해 국가도 책임이 있고 노인 자신들도 책임이 있다.

우리가 일반적으로 생각하거나 보는 노인들의 모습은 능력도 없고 적극적이지도 못하고 새롭게 무엇을 하려는 의지가 별로 없이 일상적으로 큰 변화 없이 살아가는 모습이다. 이 같은 모습은 어떤 면에서 별로 욕심 안 부리고 일상생활을 여유 있게 보내는 은퇴자의 모습일지도 모른다.

시대가 바뀌었는데도 우리 주위에서 보여지는 노인들의 모습은 우리의 할머니나 할아버지들이 보여 준 그 모습과 별로 다를 바 없기 때문에 사람이 나이 많아지면 그렇게 되는가 보다 하고 생각하기 쉽다.

노인들이 보다 활기차게 생활하는 데 이용할 수 있는 복지 서비스나 사회의 시설이 없어 그럴 수도 있기 때문에 노인들이 이용할 수 있는 서비스나 시설이 많아지면 달라진 모습을 보일 수 있을 것이다. 그러나 더 중요한 것은 개인적으로 활기찬 모습으로 살아가도록 노력하는 것이다. 활기차게 살아가는 것이 얼마나 가치 있고 중요한가를 깨닫고 스스로 노력하면 얼마든지 새로운 노후생활의 모습을 보일 수 있을 것이다.

둘째, 젊은 세대와 노인 세대 사이에 갈등이 생길 수 있다. 앞으로 노인의 수와 비율이 점점 높아질 텐데 노인들에게 일할 수 있는 기회가 제대로 주지 않고 그야말로 은퇴생활을 하게 한다면 노인복지를 위해 국가가 많은 돈을 쓸 수밖에 없을 것이다. 국가의 비용은 곧 젊은 세대들이 내는 세금으로 마련될 수밖에 없기 때문에 노인복지 비용이 많아지면 젊은 세대들이 세금을 많이 내지 않을 수 없을 것이다.

젊은 세대 측에서는 노인 세대 때문에 세금 부담이 커진다고 생각하여 노인 세대에 대한 불만이 커질 수 있고, 노인 세대는 노인 복지비용

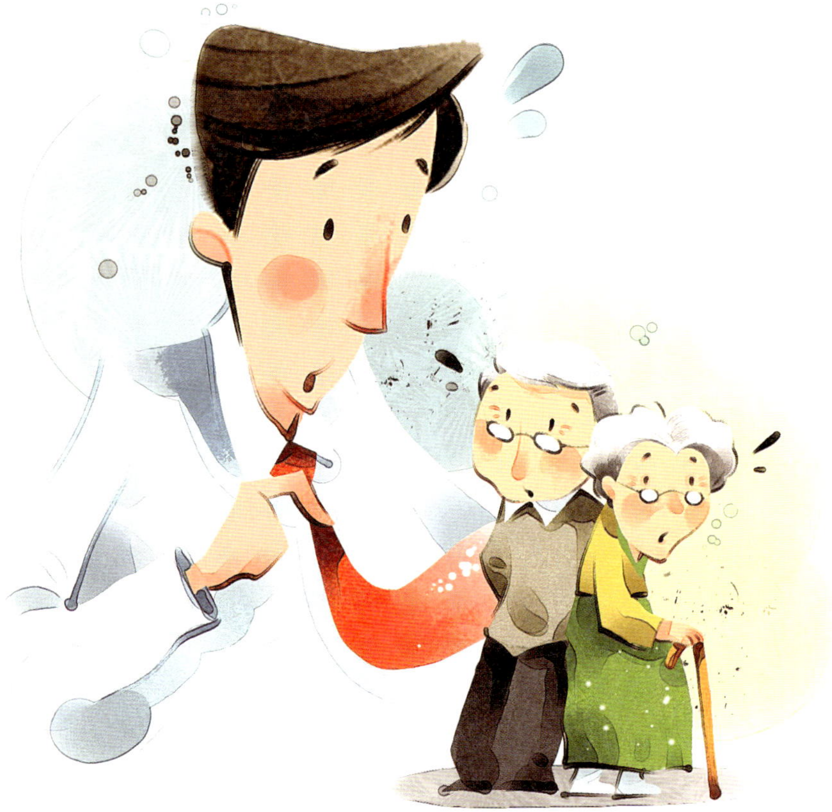

을 많이 요청하기 때문에 젊은 세대와 노인 세대 사이에 갈등이 발생할 가능성이 크다.

미국과 같은 나라에서는 젊은이들에게 가야 할 것까지 노인들이 다 가져간다고 생각하여 노인 세대들을 '게걸스런 늙은이들'로 묘사하는 경우도 많다. 그래서 지금의 젊은 세대들은 노인들이 젊었을 때 낸 세금보다는 더 많이 낼 수 없고, 노인 세대가 과거에 낸 만큼만 세금을 내야 한다고 주장을 하는 단체도 생겨났다.

셋째, 노인들은 빠르게 변화하는 사회에 적응하기 어려워질 수 있다. 반드시 고령화사회로 가기 때문에 나타나는 것은 아니지만 미래사회는 지식과 정보가 가장 중요한 지식정보화사회로 발전하게 될 것이다. 그러므로 지식이나 정보를 빨리 그리고 잘 파악하는 사람이 부유하게 되고 그런 사람이 사람이나 조직을 지배하게 될 것이다.

지식과 정보를 얻고 정리하고 전달하는 수단이 되는 컴퓨터나 첨단기기를 다룰 줄 모르면 그런 사람들은 사회에 적응하기 점점 어려워지고 사회적으로 가치가 줄어들 수 있다. 노인 세대가 젊은 세대보다 컴퓨터나 첨단기기를 다루는 능력이 앞설 수는 없지만 개인적으로 노력하면 잘 따라 갈 수 있고 큰 어려움 없이 적응할 수 있고 즐길 수도 있다.

넷째, 미래사회 고령화사회는 능력을 중시하게 되어 능력이 뒤쳐지는 노인은 설 자리를 잃을 수 있다. 앞으로 고령화사회가 진행될수록 나이를 따져 능력을 판단하는 경우는 점차 줄어들고 나이에 관계없이 능력을 중요하게 여길 것이므로 능력이 뒤떨어지거나 안 되는 노인은 사회적으로 대우 받기 어려워질 것이다.

나이는 숫자에 불과하다는 것이 현실로 다가오면 노인에게 불리할 수도 있지만 능력 있는 노인에게는 유리할 수도 있을 것이다. 능력을 갖추는 것은 개인의 노력 여하에 달렸고 국가도 노인들이 새롭게 교육받고 훈련받을 수 있는 방법을 마련해야 할 것이다.

다섯째, 준비 없이 노령기를 맞는 사람은 노후 삶을 즐기기 어려울 것이다. 앞에서 계속 이야기해 온 것처럼 노령기는 60세 이후 20년 이상 30년도 될 수 있다. 65세 이후에도 16년 이상 20년 아니 30년도 가능하다. 이렇게 길어진 노령기는 준비해서 맞은 사람과 준비 없이 맞은 사람은 크게 다를 것이다.

지금까지 살아 온 세월에 비해 앞으로 살아 갈 수 있을 것으로 기대하는 세월 20~30년은 결코 짧다고 할 수 없다. 다음에 다시 말하겠지만 노령기의 20~30년은 자기가 스스로 계획하여 자기가 원하는 삶을 살 수 있는 인생이다.

준비 없이 노령기를 맞이했다 할지라도 지금은 너무 늦었다고 포기해서는 안 된다. "결코 늦지 않았다(It's never too late)"는 말이 있다. 미국에서는 노인들 사이에 이 말이 유행이다. 준비 없이 노령기에 들어 왔을지라도 여생의 세월이 있기 때문에 "지금도 늦지 않았다"는 생각으로 여생을 계획하는 것은 바람직하다. 계획하지 못한 여생은 별로 의미 없는 시간이 되고 말 것이고 우리 주위에서 흔히들 보는 바와 같은 별 볼일 없는 삶을 살고 갈 수밖에 없을 것이다.

이미 고령화사회가 많이 진전된 선진국에서는 노후준비의 중요성을 끊임없이 강조하고 있고 노후 준비에 대한 교육, 훈련, 세미나도 많고, 책도 많이 나와 있다. 노령기를 맞기 전에 미리 준비할수록 노령기를 보람차고 의미에게 보낼 수 있다는 것은 상식적으로도 잘 이해할 수 있다.

이미 노령기에 들어섰고 이미 은퇴하였는데 너무 늦었지 않느냐고 할지 몰라도 결코 늦는 경우는 없다. 늦었다고 포기할 것이 아니라 각자에 따라 몇 년, 몇 십 년이 남아 있을 수 있기 때문에 준비하여 여생을 의미 있고 보람차게 꾸려가는 것이 가장 현명한 방법이다.

생활비를 벌어야 하고 자식을 길러야 할 의무에서 벗어나 내가 원하고 바라던 삶을 살 수 있는 여생의 시간은 참으로 소중하다. 그 시간은 각자의 사정과 연령에 따라 짧을 수도 있고 길 수도 있지만 그 시간을 얼마나 소중하게 보내느냐는 미리 얼마나 많이 준비하느냐에 달려 있다.

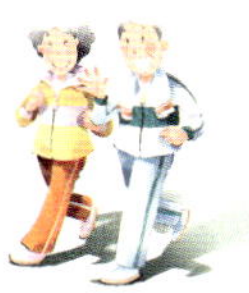

실천해야 할 일

1. '노인들은 활기차지 못하고 적극적이지 못하다'고 생각하는 사람들이 많다. 젊은이들이 그렇게 생각하는 경우가 많지만 노인들 스스로도 그렇게 생각하는 경우가 더 많다. 왜 그렇다고 생각하는가?

2. 젊은 사람들과 갈등을 느낀다면 자신의 생각과 젊은이들 생각이 다르기 때문인 경우가 많다. '다른 것은 나쁜 것이다', '다른 것은 틀린 것이다'라 생각하다 보면 갈등이 생길 수도 있다. 젊은이들과 가까이 하여 젊은이들을 이해할 필요가 있다. 젊은이들에게 노인을 이해해 달라고 요청하는 것도 필요하지만 노인들도 젊은이들에게 가까이 다가가려는 노력도 필요하다.

① 우선 집안의 자녀, 손자녀와 자주 대화하면서 젊은이들의 생각을 이해하도록 노력해 보자.

② 자녀들과 동거하는 경우 자신의 방에 소위 '노인 냄새'라 할 수 있는 냄새가 날 수도 있으니 방 안에 방향제를 두거나 목욕과 세면 후 그리고 외출시 복장도 단정히 하고 향수도 약간씩 뿌리도록 해보자(특히 남자의 경우 더욱 필요함).

3. 자신이 젊은이들보다 잘하거나 차이 없이 할 수 있는 것이 무엇인지 생각해 보고 가끔 가족들이나 젊은이들 앞에 보여 주는 기회를 가져보자.

4. 지금도 늦지 않았기 때문에 자기 적성과 처지에 맞는 것을 찾아 새롭게 배우고 연습해서 자신이 잘 할 수 있는 모습을 보일 수 있도록 해보자. 한 가지를 찾아 새롭게 배우고 연습하겠다는 결심을 하고 실천해 보자.

3 새로운 인생주기의 노년기: 제3기 인생

옛날부터 사람의 일생을 몇 가지로 단계로 나누어 생각하는 경우가 많다. 이렇게 일생을 몇 가지 단계로 나누어 생각하는 것을 '인생주기(life cycle)' 또는 '생활주기' 라고 한다. 어떤 사람들은 '일생과정(life course)' 이라고도 한다.

인생주기는 옛날부터 점차로 현대에 가까이 올수록 그 단계가 여러 개로 늘어나고 있는데 사람들이 점점 더 오래 살게 된 것과 관련이 있는 것 같다. 인생주기를 생각하고 각각의 단계가 어떤 의미를 갖는지를 생각해 보는 것은 아주 중요하다고 생각된다.

1. 인생주기

아주 옛날에는 인생주기를 청년 단계와 노년 단계 둘로만 생각하였다. 그래서 계절과 연결시켜 청년 단계를 여름, 노인 단계를 겨울로 생각하였다. 그 다음은 인생을 아동 및 청년 단계, 성년 단계, 노년 단계의 3단계로 나누어 아동·청년 단계를 해돋이 단계, 성년 단계를 해중천 단계, 노년 단계를 해지기 단계로 생각했었다. 그 후 인생을 4단계로 나누어 아동기, 청년기, 성인기, 노년기로 나누어 아동기를 아침과 봄, 청년기를 정오와 여름, 성인기를 오후와 가을, 노년기를 저녁과 겨울로 비유했다.

이와 같이 옛날 사람들은 오랫동안 인생주기를 4단계로 나누고 4계절로 비유해 왔었는데 옛날의 시, 소설, 희곡 같은 데서도 인생을 4단계로 비유하고 있는 경우가 많은 것을 보면 그렇게 짐작할 수 있다. 현대에도 상식적으로 인생주기를 4단계로 나누고 사계절로 비유하는 경우가 많다.

공자(孔子)는 정확히 인생주기를 말한다고 하지 않았지만 인생주기라 생각할 수 있는 말을 했다. 『논어』(論語)에서 "나는 15세에 학문에 뜻을 두었고, 30에 모든 기초를 세웠고, 40에 사물의 이치에 대하여 의문 나는 점이 없었고, 50에 천명을 알았고, 60에 남의 말을 순순히 받아들였고, 70에는 뜻대로 행하여도 도에 어긋나지 않았다"(子曰 吾十有五而志于學 三十而立 四十而不惑 五十而知天命 六十而耳順 七十而

從心所欲 不踰矩)라고 말했다.

공자는 2500여 년 전에 태어나 73세까지 산 사람인데 그 당시 70을 넘게 산 사람은 찾아보기 어려운 시기(人生七十古來稀라는 말이 들어맞은 시기)에 장수한 사람이다. 공자가 70세 이상의 인생주기에 대해 한 말은 당시의 거의 대부분 사람들에게는 어울리지 않는 말이었지만 70년 이상 장수한 인생을 되돌아보며 15세 이후 10년 단위의 인생단계에서 이룩한 삶의 태도를 말한 것이라는 점에서는 의미가 있다.

공자의 인생주기에 관한 말은 오늘날에도 인생주기의 의미와 인생주기 각 단계마다 이루어야 할 인생의 중요한 과제를 생각하는 데 도움이 될 수 있다고 생각된다.

20세기에 들어와서 인간의 평균수명이 크게 연장되면서 인생주기에 학문을 연구하는 사람이나 일반사람들도 인생주기의 단계와 그 단계마다의 중요과제(발달과업)에 대한 관심이 많아졌다. 인생의 각 단계마다 개인적으로 해결해야 하고 또한 해결하기를 바라는 과제가 있는데 이를 발달과업이라 한다.

인생주기는 각 단계와 그 단계에서 해결하고 넘어가야 할 중요한 발달과업을 함께 이해하는 것이 바람직하다. 인생주기의 단계와 발달과업은 여러 가지로 말할 수 있지만 에릭슨(Erikson)이라는 유명한 심리학자가 연구한 인생주기의 단계와 발달과업이 널리 잘 알려져 있고 많은 사람들이 인정하고 있다.

에릭슨은 인생주기를 8단계로 나누었는데 그 8단계는 ① 영아기(0~1세), ② 초기 아동기(2~3세), ③ 놀이기(3~5세), ④ 학령기

(6~12세), ⑤ 청소년기(13~18세), ⑥ 초기 성인기(19~40세), ⑦ 중년기(40~65세), ⑧ 노년기(65세 이상)이다.

에릭슨이 인생주기의 8단계를 이야기할 때 사실 나이로 정확히 구분하지는 않았지만 나이를 따져 보면 대체로 위에서 말한 경우에 해당된다. 인생의 8단계 모두에 관해 상세하게 설명하려면 복잡하고 설명을 많이 해야 하기 때문에 이 책에서는 중년기와 노년기만 설명하기로 하겠다.

중년기와 노년기는 편의상 나이로 구분할 수 있지만 실제로는 중년기 끝부분과 노년기 시작 부분이 겹치고 또 평균수명이 연장되고 있기 때문에 중년기도 연장되고 있다고 해도 과언은 아니다. 그래서 중년기와 노년기를 같이 생각해 보기로 한다.

중년기는 인생에서 가장 긴 시간이라 할 수 있는데 평균수명이 길어짐에 따라 중년기는 65세를 넘어 70세 또는 75세까지로 연장될 필요가 있다. 중년기를 35세부터라 하면 65세까지 30년, 중년기를 40세부터라 하면 65세까지 25년이 된다. 앞으로 중년기를 70세까지로 연장하면 중년기는 30~35년이 될 것이다.

중년기에 해결하고 넘어가야 할 인생의 과제 즉 발달과업은 무엇인가? 그것은 가족과 사회 더 나아가서는 세계를 위해 가치 있는 것을 만들어 내는 것이다. 에릭슨은 이것을 '생성감(generativity)' 이라는 말로 표현했다.

자녀를 낳아 올바르게 잘 양육하는 것, 직업 활동이나 사회봉사를 통하여 사회에 유익되는 서비스를 제공하거나 상품을 생산하는 것, 새

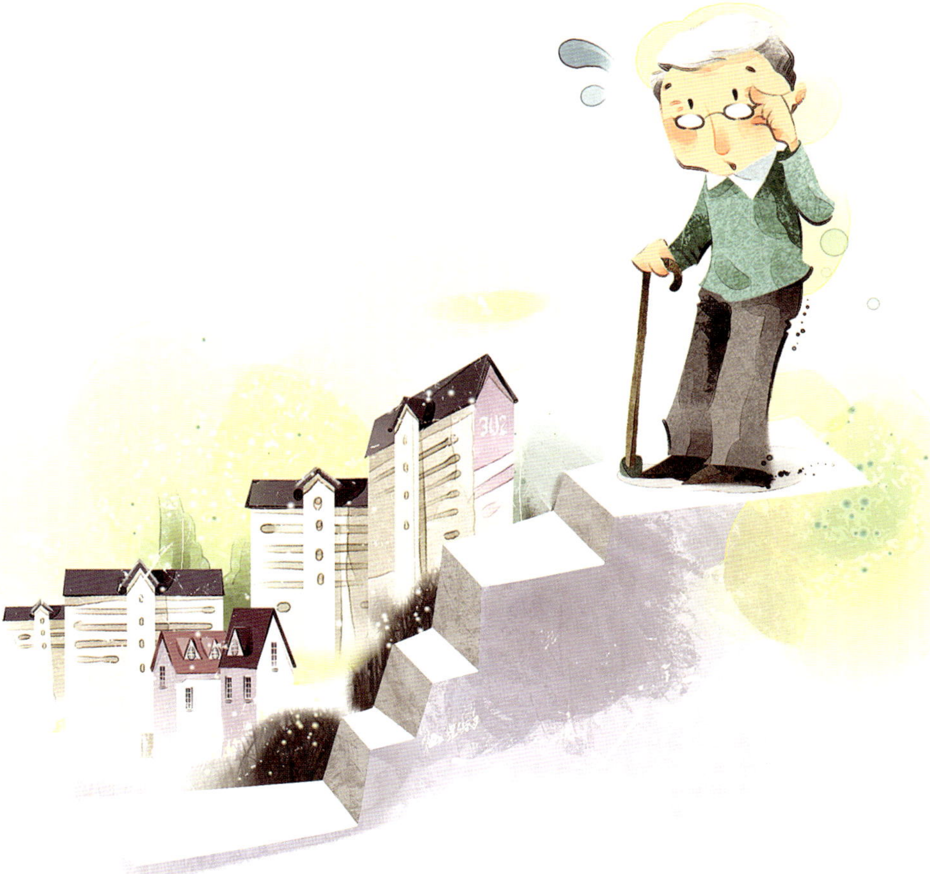

로운 것을 발명하거나 발견하는 것, 새로운 예술작품이나 문학작품을 만들어 내는 것, 학자로서 학문적 업적을 이루는 책이나 논문을 쓰는 것, 후세대를 도와주고 후원하는 것(멘토르(mentor) 역할을 하는 것) 등이 바로 생성감이라는 발달과업을 이루는 것이다.

이와 같은 중년기 발달과업을 잘 이루지 못하면 침체감에 빠지게 된다. 즉 자기 이기심과 방종(아무 거리낌 없이 제 마음대로 함)과 욕심에 빠지고 젊은 사람들이나 후세대 그리고 사회와 이웃에 대한 관심이 부족하고 자신에게만 몰두하게 된다는 것이다.

중년기부터 인간은 자기 자신이나 자기 가족만 생각하는 이기적인 입장에서 벗어나 이웃과 사회를 생각하는 데 많은 관심을 쏟기 원한다고 주장하는 사람도 있다. 가족을 넘어 이웃과 사회를 위해 무엇인가 유익하고 의미 있는 것을 만들어 내고자 하는 것은 인생의 중년기에 이룩해야 하고 이룩하기를 원하는 중요한 인생의 과업이라 할 수 있다. 이와 같이 타인을 향하는 삶의 태도는 중년기에는 물론 노년기에서도 유지되는 것이 정상적이고 성숙한 삶의 모습이라 할 수 있다.

노년기에 해결해야 할 인생의 과업은 무엇일까? 그것은 바로 자아통합(自我統合)과 노년초월(老年超越) 두 가지다. 이 두 가지 말은 좀 어려운 말이지만 다른 말로 간단히 나타내기는 어렵다.

자아통합은 설명하자면 "자기의 과거 및 현재의 인생을 바라던 대로 살았다고 받아들이고, 만족스럽게 여기고, 의미 있게 생각하고, 앞으로 다가올 죽음을 인정하고 기다리는 것"을 말한다. 자아통합이 잘 안 되면 자기의 과거 및 현재의 인생을 후회하고 불만스럽게 생각하고 다시 한 번 기회가 주어진다면 지금과는 다르게 살겠다고 생각하고 죽음 앞에 남은 시간이 너무 짧아 어찌 할 수 없기 때문에 불안 초조해 하면서 절망적인 태도를 갖는다는 것이다.

평균수명이 길어짐에 따라 노년기가 연장되어 인생 80년이 보편화되고 있기 때문에 노년기가 80대와 90대까지 연장되는 경우가 점차 증가하고 있다. 80대와 90대라는 초고령까지 살게 되는 경우 초고령 노년기의 발달과업을 에릭슨은 노년초월(gerotranscendence)이라 했다.

노년초월은 "자신을 이 세상에 현실적으로 살고 있는 육체적 존재가 아니라 이 세상을 뛰어넘는 초월적 존재, 우주와 영원한 시간 속의 존재, 과거와 미래를 연결하는 존재로 생각하고, 세상의 물질인 것에 대한 관심보다는 정신적이고 영적인 것에 더 많은 관심을 두고 죽음을 살아 있는 모든 존재의 순리로 받아들이고 그 죽음의 준비가 되어 있는 상태"를 말한다.

초고령 노년기에 있는 사람들은 죽음을 당연하게 받아들이고 두려움 없이 생각하고, 이 세상의 남아 있는 시간에 연연해 하고 물질적이고 현세적인 것에 얽매이기보다는 영원한 시간 속에서 존재하게 될 자신을 생각하고 영적이고 정신적인 면에 관심을 쏟는 것이 바람직하다고 하겠다.

2. 새롭게 생각하는 노년기: 제3기 인생

지금까지 사람들은 일반적으로 노년기는 별로 길지 못하고 건강상태도 약하기 때문에 직업 활동이나 생업을 그만두고 특별히 하는 일 없이 적당히 여가를 보내며 조용히 은퇴생활을 하는 시기로만 생각해 왔다. 그렇기 때문에 노년기를 새롭게 생각하는 경우가 많지 않았다.

그런데 기대여명이 20~30년 연장되고 또한 건강수명도 연장되어 80대까지도 심지어는 90대까지도 신체적으로 그리고 정신적으로 건강하게 지내는 사람들이 많아지고 있기 때문에 60대 이후 20~30년이나 연장된 긴 시간을 단순히 은퇴하여 조용히 지내는 시기로 생각하는 것은 바람직하지 않다고 생각하는 사람들이 많아지고 있다.

평균수명이 연장되어 인생 80이 보편화되고 90대까지도 건강하게 지낼 수 있기 때문에 60대 이후의 20~30년은 결코 짧은 시간이 아니다. 80년 내지는 90년의 인생에서 마지막의 20~30년 시간은 전체 인생의 3분의 1 아니면 4분의 1이나 되는 시간이므로 이제는 인생주기에서 노년기를 새롭게 생각하는 것이 바람직하다.

인생 80이 보편화되고 있다고 '나는 80세 정도까지 살 것이라 생각하는 것' 보다는 적어도 90세까지는 살 것이라는 생각하고 이에 맞게 계획을 세우고 행동하는 것이 좋다고 주장하는 사람도 있는데 일리 있는 말이다.

자기의 여명을 좀더 길게 생각해야 거기에 맞춰 생각하고 행동하게 되며 결과적으로 90대까지 건강하게 살 수도 있다. 그러나 인생 80으로 생각하다 보면 80세도 못 살 수도 있다는 것이다. 장수하는 것이 인생의 가장 큰 목표가 아니지만 그래도 장수는 인간의 한결같은 소원인 것은 분명하다.

우리나라의 경우 평균수명이 남녀 80세 가까이 되지만 건강수명은 그보다 10년이나 짧은 것이 문제다. 다른 선진국에 비하여 평균수명과 건강수명의 차이가 크지만 앞으로 개인적으로 노력하고 질병치료기술이 더욱 발전하면 그 차이는 점차 줄어들 것이다. 그리고 건강수명도 개인의 건강수명을 평균한 것이기 때문에 건강수명이 평균수명에 가까운 사람들이 많은 것도 사실이다.

1989년에 피터 라스렛(Peter Laslett)이라는 영국의 사회철학자는 평균수명이 점차 연장되는 고령화사회를 생각하면서 인생주기를 4단계로 나누어 노년기 중요성을 강조하고 노년기의 새로운 의미를 제시하였다. 그는 인생주기를 1기 인생(the first age), 2기 인생(the second age), 3기 인생(the third age) 및 4기 인생(the fourth age)으로 나누고 각 시기마다의 과제를 제시하였다.

제1기 인생은 출생부터 사회에서 직업을 얻기 위해 교육을 끝내는 데까지의 시기이다. 연령으로 말하면 0세에서 대학을 졸업하는 24~25세 정도까지라 할 수 있다. 제1기 인생은 인생에서 경제적으로 독립하지 못하고 부모에게 의지할 수밖에 없고 교육과 훈련을 받아야 하는 시기이므로 이 시기의 주요 인생과업은 의존과 교육 및 훈련이다.

제2기 인생은 취업을 위한 교육을 끝마치고 취업하여 경제적으로 독립하고 결혼하고 가정과 직장에 대한 의무를 다하면서 퇴직할 때까지의 시기를 말한다. 연령으로는 대체로 25세에서 60~65세까지에 해당되는 시기이다. 이 시기의 인생과업은 취업과 경제적 독립과 의무수행이 된다.

제3기 인생은 퇴직 후 건강하게 지내는 시기로서 퇴직 후 시기의 대부분이 이에 해당되고 연령으로는 60~65세에서 75~80세 또는 그 이상의 시기까지도 해당된다. 건강을 잘 유지해 온 사람들에게는 80대 나아가서는 90대까지도 해당될 수 있다. 라스렛이 특별히 강조한 것은 바로 이 제3기 인생인데 제3기 인생에서의 발달과업은 자기성취(自己成就)라고 했다. 자기성취는 자기가 계획하고 원하는 자신의 삶을 살고 그 삶에 만족을 느끼는 것을 말한다.

제2기 인생은 사실 미리 계획하여 선택하기에는 여러 가지로 어려운 점이나 장애가 많다. 긴 인생의 계획을 젊어서부터 충분히 세우기가 어렵고, 자신의 적성을 정확히 발견하기도 어렵고 또한 자기 적성이라 생각한 것이 과연 자기에게 맞는 것인지 충분히 경험해서 알 수 있는 시간도 부족하고, 많은 경우 경제적 어려움 때문에, 부모나 주위 사람들의 권유로 자기 적성과는 무관한 직업을 택할 수도 있다. 그리고 한번 직업을 선택하고 나면 바꾸는 것이 쉽지 않은 경우도 많다.

이러한 이유로 제2기 인생을 자기 적성에도 맞고 자기가 원하는 직업 활동의 인생으로 만들어 나가도록 계획을 세울 수 있는 경우는 많지 않다. 다시 말해서 제2기 인생은 자신이 제대로 계획한 인생이었다고 말하기 어렵다는 것이다.

인생을 상당히 경험해 보고 자기 적성도 충분히 파악하여 자기가 원하는 인생을 계획하여 살아볼 수 있는 시기가 바로 제3기 인생이라 할 수 있다. 제3기 인생은 반드시 자기가 오랫동안 해오던 일에서 정년퇴직한 후 새로 시작하는 인생이 아니고 해 오던 일을 중년기에라도 과감하게 그만두고 새로운 계획으로 시작하는 인생도 여기에 해당된다. 대부분의 경우 중년기까지 계속 직업 활동을 하다가 정년퇴직하기 때문에 정년퇴직 이후 건강하게 생활하는 인생기간을 제3기 인생이라 한다.

제4기 인생은 퇴직하여 건강하게 지내다가 신체적 또는 정신적으로 쇠약해지거나 질병으로 건강이 약해져 독립적으로 생활하기 어렵게 되는 시기를 말한다. 이 시기는 반드시 경제적으로 의존의 시기가 되는 것은 아니지만 건강 면에서 다른 사람에게 의존하는 의존시기가 된다. 건강 면에서 의존의 시기가 되는 기간은 개인에 따라 짧을 수도 길 수도 있다.

우리나라의 경우는 현재 평균수명에 비해 건강수명이 10년이나 짧기 때문에 제4기 인생이 평균 10년이 된다는 것이다. 건강수명을 가능하면 연장할 수 있도록 젊은 시절부터 건강 유지와 증진에 노력하는 것이 제일 중요하고, 노년기에 접어들어서도 정기적 신체검사와 의사의 처방에 의한 적절한 운동과 적절한 음식섭취 등으로 건강유지와 건강증진에 노력하면 건강수명을 크게 연장할 수 있다.

앞에서 인생주기를 4단계로 나누어 각 단계의 시기와 과업을 설명했다. 인생의 4단계 중 노년기에 해당하는 단계는 제3기 인생과 제4기 인생이지만 제4기 인생은 개인적으로 활동하기 어려운 시기이고 그 기간이 짧아지는 것이 바람직하다.

그래서 이 책에서는 노년기라는 말 대신에 '제3기 인생' 이라는 말을 사용하기로 하겠다. 제3기 인생은 퇴직 후 건강하게 지내는 시기이고 건강수명을 최대한 늘여 건강수명과 평균수명을 같게 하는 것이 바람직하다는 의미에서 노년기 전체를 '제3기 인생' 이라 하는 것이 바람직하다.

자신에게 노년기가 시작되었다든가 자신이 노년기에 접어들었다고 생각하는 것은 자신이 이미 늙었다고 스스로 인정하는 것이기 때문에 받아들이기 어려운 경우가 많다. 그래서 다른 사람에 대해서는 노인이라는 말을 하면서도 자신이 노인이라는 생각을 하거나 그런 말을 듣는 것을 아주 불쾌하게 생각하거나 거부하는 경우가 많다. 나이가 70대 심지어는 80대가 되어도 자신을 노인이라 생각하지 않거나 그런 말을 듣는 것을 좋아하지 않는 사람들을 우리 주위에서 많이 볼 수 있다.

노인, 노년기라는 말을 듣기 싫지만 대신에 잘 어울리는 말이 아직은 없기 때문에 노인, 노년기라는 말을 할 수 없이 사용하고 있다. 노인이라든가 노년기라는 말을 듣기 싫어한다는 의미에서도 노년기라는 말 대신에 '제3기 인생' 이라 부르는 것이 더 적합할 수도 있다.

노년기 전체를 제3기 인생으로 생각하는 의미에서 유럽 국가, 미국, 캐나다, 호주 등의 선진국에서는 제3기 인생을 중요하게 생각하고 노인들을 교육하는 기관을 '제3기 인생대학(University of the Third Age(U3A))' 이라 부르고 대학교에서 제3기 인생대학을 시행하는 경우와 지역단위의 퇴직자들 자체모임에서 시행하는 경우가 많다.

제3기 인생대학은 일종의 노인대학이라 할 수도 있지만 우리나라의 노인대학과는 다른 점이 많다. 제3기 인생대학은 전문가들이 참여하여 교육 기간(학년), 교육 내용 등에 대해 미리 계획을 세워서 운영하고 있고, 교육 내용도 오락이나 흥미 위주가 아니라 노인들의 상식과 교양을 높이고 학생들이 원하는 특별한 관심 사항들을 위주로 하고 있다. 그리고 어떤 특별한 역사 탐방이나 산업시찰 같은 테마여행하는 것을 포함하는 경우도 있는데 예를 들면 '실크로드 탐방 여행', '화훼산업 연구 여행' 등이 있다.

앞으로 우리나라의 노인대학 교육도 하루속히 전문가들이 가르치는 내용(교과내용)을 잘 연구하여 노인들이 노후생활을 의미 있고 보람차게 보내는데 그리고 여생을 잘 계획하여 실천하는 데 도움이 되도록 해야 할 것이다. 그리고 지금처럼 종교단체, 노인복지관, 사회복지관 등에서 하고 있는 노인대학에서 노인교육을 잘 시행하도록 노력하는 한편 대학에서도 외국처럼 제3기 인생대학 프로그램을 시행하도록 하는 것이 바람직하다.

영국의 라스렛은 제3기 인생을 일반적으로 은퇴한 이후 건강하게 지내는 시기라고 했지만 중년기 이후부터 노년기에 건강하게 지내는 시기까지를 제3기 인생이라 생각하는 사람이 있다. 미국의 사회심리학자인 윌리엄 새들러(William Sadler)는 그의 저서『제3기 인생: 40 이후의 성장과 쇄신을 위한 6원칙』에서 제3기 인생(The Third Age)을 40대 이후 건강하게 지내는 시기로 정의하고 있다.

새들러가 쓴 책 '제3기 인생이' 은 40대에서 80대에 이르는 200여 명을 인터뷰한 후 다시 50명을 12년간 추적 조사한 자료를 정리한 결과이다. 새들러는 라스렛처럼 인생을 4단계로 분명히 구분한다는 주장을 하지 않았고, 따라서 제1기 인생, 제2기 인생이나 제4기 인생도 명확히 설명하지 않았다. 추측컨대 1기 인생은 라스렛의 제1기 인생과 같은 것으로 보이고, 제2기 인생은 취업부터 40대 이후 자발적 또는 비자발적으로 퇴직하여 새로운 일을 시작하기 전까지를 말하는 것으로 보이고, 제4기 인생은 라스렛이 말한 것과 같은 것으로 생각된다.

새들러는 제3기 인생의 과업을 '제2의 성장(the second growth)' 으로 보고 있다. 제2의 성장에서 중요한 것은 우리의 창의력을 활용하여 우리의 생활을 쇄신하고 새로운 방향으로 나가는 것이다. 전통적 사회의 인생주기에서는 40대의 어느 시기에 인생의 정점에 도달하여 점차 하향하는 것이었기 때문에 인생에서 정점이 하나만 있는 것으로 생각했지만 인간수명이 계속 연장되는 고령화사회의 인생에서는 40대 이후 또 하나의 정점이 있을 수 있다는 것이다.

전통적 사회의 인생주기에서는 50대 이후는 퇴직이라는 비행장에 안전하게 도착하기 위해 속도를 줄이고 안전띠를 매지만 고령화사회에서는 40대 이후에 우리가 원한다면 다시 한번 나타나는 인생의 정점을 향해 비행하기 위해 안전띠를 다시 맬 수도 있다는 것이다.

새들러는 제2의 성장을 위한 여섯 가지 원칙으로 ① 습관적 생활 재검토와 생활변화의 위험 감수, ② 현실적 낙관주의 태도 개발, ③ 긍정적 제3기 인생의 정체성 확립, ④ 일에 대한 재정의와 일과 여가의

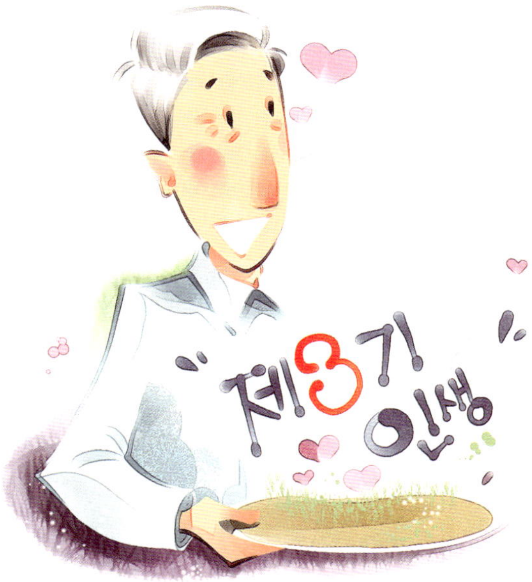

조화, ⑤ 개인적 자유와 친밀감의 조화, ⑥ 자기와 타인에 대한 배려의 생활태도 조성을 제시하고 있다.

새들러가 이야기한 제3기 인생은 중년기를 70대까지 연장한 것으로 보거나 아니면 중년기와 노년기 일부를 결합한 시기로 볼 수 있다. 구체적으로 나이가 중요한 것이 아니라 일단 제2기 인생을 시작한 이후 어떤 계기가 있어 지금까지와는 다른 새로운 인생을 시작하게 되는 시기부터를 제3기 인생의 시작으로 보고 있다.

새들러가 말하는 제3기 인생의 과업은 '제2의 성장' 인데 이는 라스렛이 말하는 제3기 인생의 과업을 '자기성취' 로 보고 있는 것과 큰 차이가 없다고 생각한다. 그러므로 제3기 인생이 40대에 시작되든 아니면 60대에 시작되든 자기가 바라고 원하던 인생을 시작하여 끝까지 간다는 것이 중요하다고 하겠다.

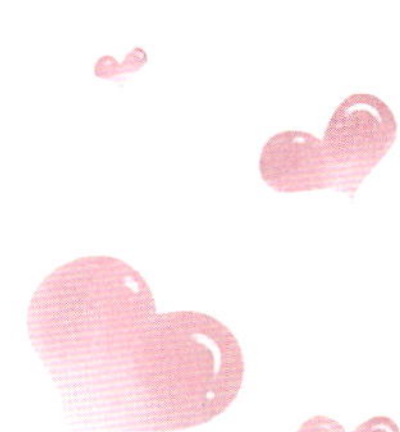

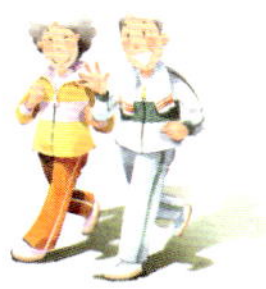

실천해야 할 일

1. 지나온 인생을 돌아보면서 내가 해 왔던 일이 내가 원했던 일이고 내 능력과 적성에 맞는 것이었다고 생각하는가?

2. 지금까지 해 온 일이 내가 원했고 내게 맞는 일이 아니었다고 생각한다면 내가 진정 하고 싶고 내 능력과 적성에 맞는 일이 무엇이라 생각하는가?

3. 나는 제3기 인생에서 새롭게 시작할 수 있는 준비가 되어 있는가? 준비가 되어 있지 않다면 지금부터라도 준비할 수 있다고 생각하는가?

4. 하고 싶었던 일도 없고 특별히 적성에 맞는 일도 없다면 여생에 무언가 새로운 활동을 적어도 한 가지 이상 해 볼 생각은 없는가?

5. 자신이 무언가 새로 한번 해보겠다고 한다면 시작하는 데 어떤 것이 방해가 되는가?

6. 제3기 인생은 '자기 성취' 시기라는 말이 자신에게는 어떻게 느껴지는가? 같은 연배의 친구들과도 이야기해 보자.

7. 제3기 인생을 멋지게 살고 있는 사람들을 보고 자신은 어떻게 생각하는가? 그 사람들은 나와는 다른 특별한 사람들이라 생각하는가?

4 제3기 인생계획 세우기

제3기 인생은 제2기 인생 동안에 미리 계획하는 것이 바람직하지만 그렇지 못하면 제3기 인생의 시작과 더불어 계획할 수도 있다. 그리고 제3기 인생의 시작부터 계획하지 못한 사람들도 아직도 늦지 않았다는 생각으로 남은 여생기간을 어떻게 보낼까를 생각하여 계획을 세우는 것이 바람직하다.

제3기 인생은 자기 성취의 시기이기 때문에 자기 성취를 위해 하는 활동은 자기 적성에 맞아야 하고, 하고 싶은 것이어야 하고, 그 활동을 하면서 즐거움과 만족을 느낄 수 있는 것이어야 바람직하다.

그런 활동은 지금까지 해오던 직업활동일 수도 있고, 지금까지와는 다른 직업활동일 수도 있고, 자원봉사활동일 수도 있고, 취미와 특기 활동일 수도 있고, 종교활동일 수도 있다. 그리고 그런 활동이 한 가지만이 아니라 두 가지 또는 그 이상일 수도 있다. 예를 들면, 직업 활동을 하면서 자원봉사활동을 할 수도 있고, 취미와 특기 활동을 하면서 시간 나는 대로 봉사활동을 할 수도 있다. 또는 종교적 포교(선교)활동, 자원봉사활동, 그리고 취미활동을 할 수도 있다.

제3기 인생에서의 새로운 활동이나 또는 해오던 일을 계속하는 경우도 새롭게 배우고 연습해야 한다. 해오던 일을 계속하는 경우도 새로운 지식과 기술이 필요하기 때문에 새로 공부하거나 훈련받을 필요가 있고, 자원봉사활동도 잘 하려면 훈련을 받아야 한다. 그리고 새로운 취미나 특기를 개발하기 위해서는 교육과 훈련이 필요하다. 노년기에 새로운 것을 배우기는 젊은 시절에 비하여 어렵지만 계속적으로 반복하여 연습하고 훈련받으면 충분히 가능하다.

제3기 인생에서의 여생계획은 자기의 경제적 사정, 건강상태 및 연령에 따라 무엇을 할 것인지와 무엇을 배울 것인지 언제까지 할 것인지를 포함한 시간 계획을 세워 시행하는 것이 바람직하다.

제3기 인생에서의 계획은 여생기간의 시간사용 계획이라 해도 과언은 아니다. 여생의 시간관리를 어떻게 할 것인가를 생각하여 여생계획을 세우는 것이 좋다. 시간관리는 다음 장에서 설명할 것이다.

그러면 제3기 인생계획은 왜 필요한지, 그 인생계획은 언제, 어떤 내용으로 세우는 것이 좋은지를 생각해 보기로 하자.

1. 제3기 인생계획은 왜 필요한가?

앞에서 인생계획을 세우는 것이 왜 필요한가를 한두 가지 이야기한 적이 있지만 좀더 상세히 말해 보기로 하겠다.

첫째, 막연한 생각보다는 구체적으로 계획을 세우면 그 계획에 따라 준비하고 바라던 목표를 잘 달성할 수 있기 때문이다. 세상의 모든 일에서 계획을 미리 세워서 시행하는 것이 바라던 목표를 잘 달성할 수 있는 방법이라는 것은 경험으로는 물론 일을 하는 기본적인 방법으로 널리 인정되고 있기 때문이다. 인생계획을 세워 실천한 사람이 그렇지 못한 사람보다 인생을 훨씬 의미 있고 보람차게 보내고 있으므로 잘 증명되고 있다.

둘째, 장래 제3기 인생의 과정을 스스로 미리 선택할 수 있고 준비할 수 있기 때문에 인생계획을 세울 필요가 있다. 제3기 인생의 과정은 제1기 인생이나 제2기 인생의 과정과는 다르게 자기 스스로 선택하여 만들어 갈 수 있기 때문에 계획을 세우기 쉽고 그 계획에 따라 미리 준비할 수 있다. 그러므로 미리 계획을 세우면 그 계획에 따라 준비하고 실천할 수 있는 정도가 훨씬 쉽다고 할 수 있다.

셋째, 인생계획을 세우면 장래에 대한 불안한 마음을 없애주고 자신 있게 살아갈 수 있기 때문이다. 제3기 인생에 대한 계획이 그대로 실천될 수 있는 것은 아니지만 계획을 세우면 장래에 대한 불안을 많이 해소할 수 있다는 것도 이미 계획을 세워 실천한 사람들에게서 증명되고 있다.

넷째, 제3기 인생계획을 수립하면 20~30년 또는 그 이상의 긴 시간 동안 대체로 규칙적으로 생활할 수 있고 이 계획을 통해 건강하게 장수하는 데 도움이 될 수 있다. 제3기 인생에 들어선 이후에 계획을 세워도 여생의 시간을 규칙적인 생활로 잘 보낼 수 있다.

다섯째, 제3기 인생의 시간은 20~30년 또는 그 이상의 긴 시간이고 인생의 3분의 1 또는 4분의 1을 차지하는 기간이므로 소중하고 의미 있고 가치 있게 보낼 필요가 있기 때문이다. 제3기 인생을 살고 있는 사람들이 뚜렷한 계획과 목표 없이 그저 우리보다 앞서 간 선배들이 살았던 여생과 비슷한 별 볼일 없는 인생을 되풀이하고 있는 것을 우리 주위에서 많이 볼 수 있다. 평균수명이 80년으로 길어졌다 하더라도 인생은 역시 짧다고밖에 할 수 없다. 그 짧은 인생 속의 20~ 30년을 뚜렷한 목적과 목표도 없이 적당히 산다는 것은 참으로 안타까울 뿐이다. 나이 먹으면 그럴 수밖에 없다거나 내 주위의 같은 연배들의 인생이나 선배들이 살고 간 인생에 비교해서 특별히 다르게 살아 보려는 생각을 잘 하지 못하는 경우도 많기 때문에 제3기 인생의 계획을 생각하지 못하는 경우도 많은 것 같다.

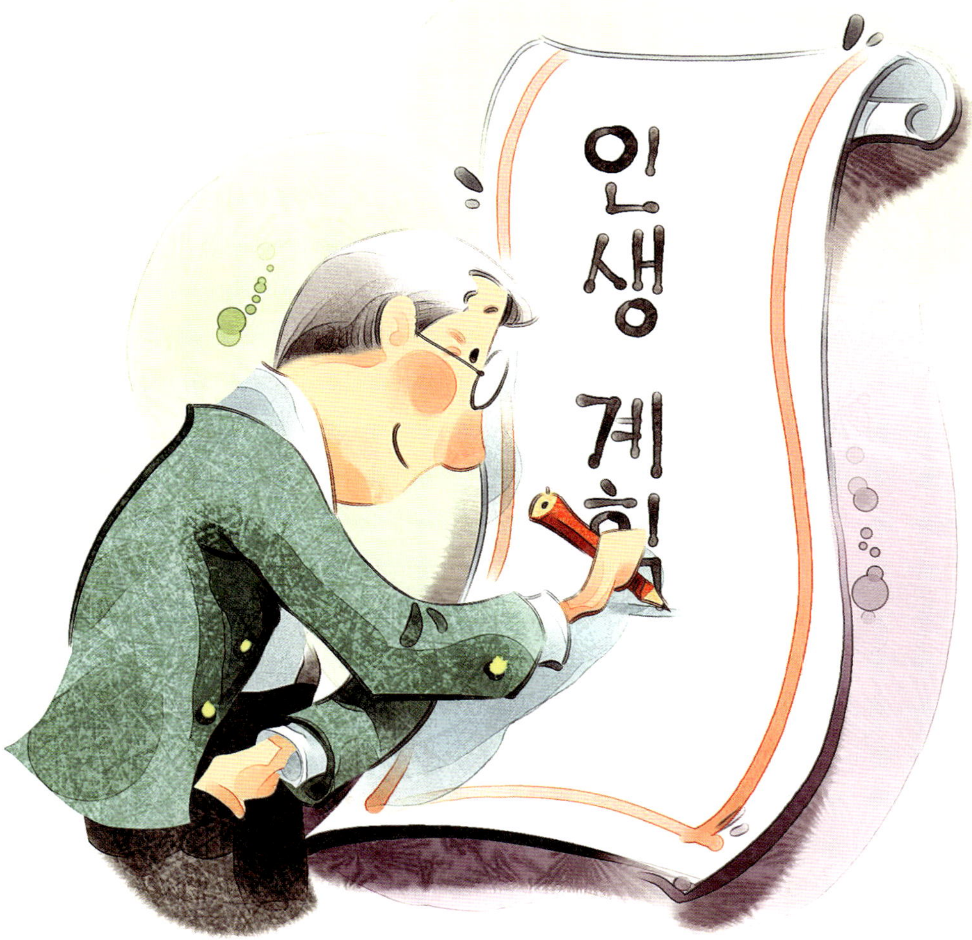
인생 계획

2. 제3기 인생계획은 언제 세울 것인가?

제3기 인생은 지금까지 제2기 인생에서 생계를 위해 해 오던 직업 활동을 정년퇴직이나 다른 이유로 그만두고 시간적 여유를 가지고 자기가 원하는 대로 활동할 수 있는 시기부터 시작된다고 할 수 있다.

직업 활동은 거의 모든 남자는 의무적으로라도 할 수밖에 없기 때문에 제3기 인생도 남자의 일생을 중심으로 말하고 있다. 직업 활동을 해온 여성의 경우는 남자와 별로 다를 바 없지만 특별한 직업 활동을 하지 않고 평생을 가정주부(전업주부)로 지내 온 여성의 경우 제3기 인생은 언제부터 시작된다고 할 수 있을까? 가정주부로 살아 온 경우는 남편이 퇴직한 시기부터 제3기 인생이 시작될 수 있다.

그리고 제2기 인생 동안 자영업을 해오거나 농사일을 해 온 사람들은 제3기 인생에도 그것을 계속하는 경우가 많기 때문에 직장생활을 해 오던 사람들처럼 분명히 어떤 시기부터 제3기 인생이 시작된다고 말하기 어렵다. 자영업이나 농사일을 해 온 사람들의 경우는 그 해 오던 일이 자기 적성에 맞고 원하는 일이면 특별히 제3기 인생을 구분할 필요 없이 계속할 수도 있고, 그렇지 않다면 새로운 직업으로 바꿀 수도 있을 것이다. 자기 원하는 새로운 직업 활동으로 바꾸게 되면 그 때부터 제3기 인생이 시작된다고 할 수 있다. 자영업이든 농사일이든 가정경제를 유지하는 데 큰 지장이 없기 때문에 해 오던 일을 그만두게 되면 그 때부터 제3기 인생이 시작된다고 할 수 있다.

제3기 인생에 대한 계획은 제2기 인생의 후반기에 해당되는 40대부터 조금씩 생각하면서 늦어도 퇴직 4~5년 전에는 완료하는 것이 가장 바람직하다. 그러나 그런 계획이 왜 필요한지 잘 알지 못했거나 그런 계획을 세울 시간적 여유가 없이 지냈거나, 퇴직하면 그때부터 계획을 세우면 되겠지 하고 안이하게 지내 온 경우는 제3기 인생이 시작되면서 계획을 세워도 늦지 않다. 그리고 이미 제3기 인생 기간에 접어들어 상당히 시간을 보낸 사람들도 여생계획이 필요하다고 생각한 그 순간부터라도 계획을 세워도 결코 늦지 않다. 제3기 인생 계획은 계획이 필요하다고 생각하는 순간부터의 여생계획이라 할 수도 있다.

여생이 누구에게나 소중하기 때문에 현재의 나이가 얼마든 상관 말고 얼마간의 시간이 남았든 상관없이 남은 시간을 의미 있고 보람되게 보내기 위해 인생계획을 세워 실천하는 것이 바람직하다. 이미 너무 늦었다고 생각할 것이 아니라 "결코 늦지 않다"(It's never too late; too와 2가 발음이 같기 때문에 It's never 2 late라고 쓰는 경우가 있음)는 생각으로 계획을 세우고 실천하는 것이 중요하다.

3. 제3기 인생계획은 어떤 내용이 포함되어야 하나?

제3기 인생계획은 제3기 인생 시작 전에 미리 세우는 것이 바람직하다는 생각에서 계획에 포함시켜야 할 중요한 사항을 모두 포함시키기로 한다. 제3기 인생의 입장에서 해당되지 않는 사항이 있을지 모르

표 4-1 제3기 인생계획의 분야와 내용

계획 분야	내용
1. 자유시간활동	취미활동, 학습활동, 여행 등
2. 지역사회 참여/자원봉사활동	지역사회 모임, 지역사회 개선활동, 전문적 및 비전문적 자원봉사활동, 국내외 봉사활동 참여 등
3. 일(직업활동)	직업활동, 직업훈련, 직업능력 배양
4. 가족관계	부부관계, 자녀와의 관계, 노부모와의 관계
5. 친구관계	학교 동창, 고향 친구, 이웃 친구 등과의 관계
6. 건강 유지	운동, 건강검진, 영양/음식물 섭취 등
7. 주택	자녀와의 동거여부, 주택 형태, 주택 개조, 주거 장소, 이사 등
8. 생활자금(예산)	수입과 지출

지만 제3기 인생 이전 사람의 입장과 제3기 인생에 접어든 사람들의 입장을 모두 생각하면서 설명하기로 하겠다.

제3기 인생계획에 생각해야 할 분야는 여러 가지로 많다. 흔히들 노후 생활계획이나 여생계획을 말하면 생활자금 준비만을 의미하는 경우가 대부분이다. 제3기 인생에서 돈이 가장 중요한 것은 잘 알고 있지만 돈으로 해결되지 않는 것도 많기 때문에 다른 분야에 대한 계획도 필요한 것이다. 제3기 인생계획에 준비해야 할 분야와 내용을 소개하면 〈표 4-1〉과 같다.

그러면 〈표 4-1〉에 제시된 여덟 가지 분야에 대해 좀더 상세히 설명해 보기로 하겠다.

1) 자유시간 활동

자유시간은 잠자는 시간, 생리활동하는 시간, 일상적으로 반드시 해야 할 일을 하는 시간을 제외하고 남은 시간이고 자기 마음대로 할 수 있는 한가한 시간을 말한다. 나이가 많아질수록 자유시간은 점점 더 많아진다. 우리나라 65세 이상 노인들의 하루 자유시간은 평균 7시간 정도 된다.

자유시간에 할 수 있는 활동은 취미와 스포츠 활동 및 학습활동이 있을 수 있다. 취미 및 스포츠 활동은 혼자서 할 수 있는 것과 2명 이상이 단체로 할 수 있는 것이 있다.

혼자서 할 수 있는 취미 · 스포츠 활동은 수영, 스케이트, 체조, 무용, 볼링, 요가, 영화감상, 미술감상, 악기 연주, 수예, 서도, 스포츠 관람, 시/단가 읊기, 독서, 비디오 제작, 마술, 양재(옷 만들기), 걷기, 원예, 채마밭 가꾸기, 승마, 조깅(가볍게 달리기), 낚시, 등산, 트레킹(하이킹), 마라톤, 요트 타기, 여행 등이 있다.

단체로 할 수 있는 취미 · 스포츠 활동은 에어로빅, 사교춤, 다도(茶道), 유도, 검도, 합기도, 태권도, 탁구, 농구, 게이트 볼, 장기, 바둑, 합창, 트럼프/화투 놀이, 캠핑, 골프, 축구, 테니스, 피크닉, 야구, 여행 등이 있다.

학습활동은 평생교육 참여, 교양강좌 교실 참여, 문화교실 참여, 노인대학(노인학교 또는 노인교실) 참여, 방송통신대학 참여, 제3기 인생대학 참여 등이 있다. 그리고 혼자서 독학하거나 연구하는 방법도 있을 수 있다.

이와 같은 자유시간 활동은 중년기부터 익히고 참여하면 더욱 좋겠지만 제3기 인생에 들어와서도 얼마든지 가능하다. 제3기 인생에 들어와서 배우는 데 어려움이 좀 많지만 반복해서 연습하고 복습하면 충분히 가능하다. 특히 학습활동은 제3기 인생에서도 거뜬히 해내는 사람들을 많이 볼 수 있고, 어떤 사람은 70대에도 공부하여 박사학위까지 받은 사람도 있다. 그런 사람들은 특별한 사람들이 아니고 보통 사람들이다. 마음만 먹으면 얼마든지 할 수 있다. 문제는 '이 나이에 되겠느냐' 하고 시작도 못하는 태도이다. 배우는 일에는 결코 늦는 일은 없으며 '나는 할 수 있다'는 자신감이 무엇보다도 중요하다.

제6장에서 설명하겠지만 "늙은 개에게 새로운 재주을 가르칠 수 없다"는 서양속담이 말하듯이 노인이 아닌 사람들은 물론 심지어 노인들 자신도 '나는 할 수 없다'는 생각을 뛰어 넘지 못하고 있는 경우가 너무 많다. '늙은 개에게도 얼마든지 새로운 재주를 가르칠 수 있다'는 것은 과학적으로 증명되고 있기 때문에 '나는 할 수 있다'는 자신감을 갖는 것이 무엇보다 중요하다.

제3기 인생에서 가장 많은 시간은 바로 자유활동 시간이므로 남은 여생 동안 자기 적성에 맞는 것을 한두 가지 정도 선택하여 배우고 연습하면 새로운 취미로 개발할 수 있다.

2) 지역사회참여 및 자원봉사활동

지역사회 활동은 지역사회의 노인회, 경로당 모임, 동호인 모임 등에 참여하거나 지역사회를 개선하고 발전시키는 데 도움이 되는 문화 활동, 환경지킴이 활동, 교통질서 확립 운동, 지역사회 청소 운동, 불우이웃 돕기 운동 등을 말한다. 지역사회 개선 운동에 노인들이 적극 참여하면 지역사회 주민들로부터도 좋은 반응을 얻을 수 있다. 예를 들면 서울 강서구 방화2동 경로당 연합회에서 지역사회 청소운동, 인사하기 운동, 불우이웃돕기 운동에 앞장서니까 지역의 부녀회와 일반 주민들이 많이 참여하고 협조해 주었다.

자원봉사활동은 도움 활동의 대가로 보수는 받지 않고 개인이나 단체를 도와주는 활동을 말한다(경우에 따라 교통비나 식비를 받는 것은 가능함). 미국의 경우는 노인들 가운데 거의 절반 정도가 자원봉사에 참여하고 있는데 우리나라의 경우 노인 자원봉사 참여율은 10%도 못 된다.

노인들은 인생의 많은 경험과 지식과 기술을 가지고 있기 때문에 지역의 복지단체, 병원, 공공단체에 일손이 부족한 것을 도와줄 수 있고, 독거노인, 소년소녀 가장, 장애인 등 도움을 필요로 하는 사람들을 정기적으로 그리고 수시로 방문하여 물질적 및 정신적으로 도움을 줄 수도 있다.

노인들은 이제 자신이나 가족을 넘어 이웃과 사회와 인류까지 생각하고 그들을 도와줌으로써 아름다운 삶의 모습과 아름다운 가치를 창

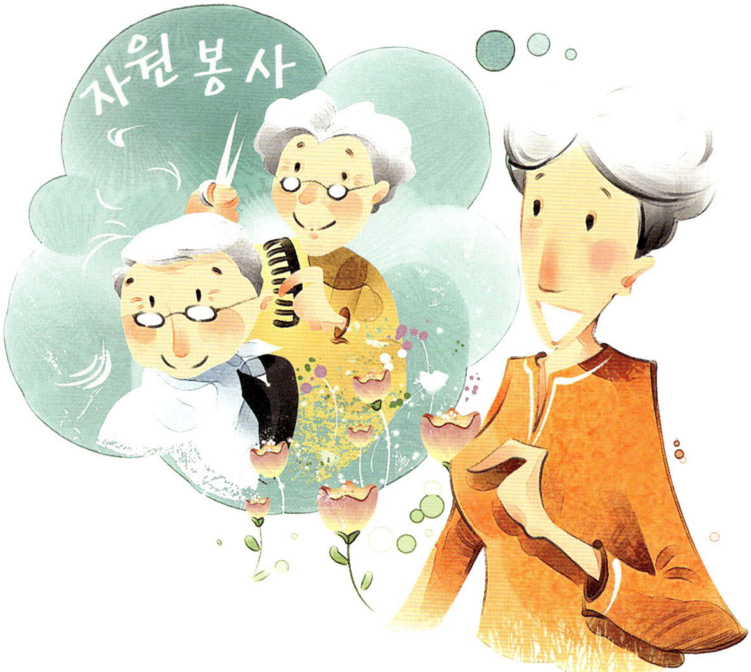

조하거나 생산할 수 있다. 자원봉사활동은 에릭슨이 말한 중년기 이후 이생의 발달과업 또는 제3기 인생의 발달과업을 수행하는 데 크게 도움이 되는 활동이라 할 수 있다.

자원봉사활동은 노인들이 개인이나 단체로 많이 참여할 수 있는 활동이다. 우리나라의 노인들의 자원봉사 참여율이 외국에 비하여 낮은 데는 몇 가지 이유가 있다. 자원봉사 참여의 의미와 그로 인한 즐거움과 보람을 잘 모르고 있기 때문이고, 자원봉사를 주선해 주거나 연결시켜 주는 단체를 잘 몰라서 참여하지 못하기 때문이다. 그리고 제2기 인생까지 자원봉사 참여의 기회가 거의 없었거나 자원봉사 참여에 대해 교육을 받은 적도 거의 없기 때문이기도 하다. 안 해 보던 일을 하게 되면 쑥스럽기도 하고 어색하기도 한 점이 있지만 그 점을 극복하고 자원봉사 훈련을 받으면 누구나 참여가 가능하고 즐거움과 보람을 느낄 수 있다.

자원봉사에 대해서는 '제3기 인생 길라잡이 시리즈'의 다른 한 권의 책에 상세히 설명할 것이기 때문에 여기서는 자원봉사활동을 하고자 하는 경우 쉽게 자원봉사에 대해서 정보를 얻을 수 있는 곳만 소개하려고 한다. 자원봉사에 대한 정보를 얻을 수 있는 곳은 다음과 같다.

① 시 · 군 · 구에 설치되어 있는 자원봉사센터
② 시 · 도의 자원봉사 종합관리 시스템
③ 노인복지관
④ 사회복지관 및 장애인복지관
⑤ 한국사회복지협의회 및 시 · 도 단위의 사회복지협의회
⑥ 시니어 클럽
⑦ 대한노인회 시 · 군 · 구 사무실
⑧ 대한적십자사 및 시 · 도 지부

자원봉사는 전문적인 지식과 기술이 있어야 할 수 있는 분야와, 전문적인 지식 없어도 할 수 있는 분야가 있는데 전문적 분야와 비전문적 분야를 소개하면 〈표 4-2〉과 같다.

표 4-2 전문적 및 비전문적 자원봉사 참여분야

	봉사영역	봉사내용
전문봉사활동	보건/의료 활동	노인체조교실, 간염백신 접종, 골수은행 지원, 주민 무료 종합진료, 무의탁노인 틀니 해주기, 한의사 해외진료, 무료 병원진료 봉사, 청소년 약물 남용 교육, 바른 식생활 교육
	환경활동	수질방지계도, 환경오염점검 및 신고, 갯벌 생태계 조사
	문화예술 활동	민화수집활동, 무형문화재 공연(전시) 및 강습, 향토문화 조사연구, 문화재 발굴 보조, 지역사회 음악회 공연, 노인복지시설 위문공연, 문화공연 영상자료 제작, 유형문화재 영상자료 제작
	국제교류 활동	번역봉사, 통역가이드, 난민 의료지원, 기아봉사단 파견, 외국인 민박, 적십자 교류, 친선 교류, 해외입양동포 모국어 연수, 외국인 노동자 문화축제, 국내관광 안내자료 제작
	생활체육 활동	유아·아동 신체활동 지도, 청소년 체육지도, 성인 체육지도, 노인건강 체육지원, 장애인 건강 체육지원, 국제스포츠경기 시상식 지원 또는 통·번역, 의료지원
	전문영역 활동	법률상담 및 자문, 운영자문, 정책자문, 회계자문, 성폭력상담, 청소년 상담, 정신건강 상담, 집단상담, 부부상담, 취업상담, 식이상담, 심리치료, 물리치료, 미술치료, 음악치료, 작업치료 등
	사회복지 서비스	사회교육 프로그램 강사, 이·미용 봉사

표 4-2 계속

	봉사영역	봉사내용
비전문봉사활동	보건 · 의료 활동	주민건강교실, 금연운동, 에이즈 예방 캠페인, 당뇨캠프, 건강사회실천 운동, 병원 안내, 의료기관 업무보조, 호스피스 간호 지원, 근육병 환자 지원, 백혈병 어린이 후원, 지역보건 및 의료 기초조사, 의료기관 모니터링
	환경활동	환경정화(지역청소), 환경캠페인, 환경비누 만들기, 재활용품 수집, 그린 스카웃 활동참여, 샛강 살리기 운동, 자연보호활동(산하천의 오물 및 쓰레기 수거, 해충제거, 새집 달아주기, 겨울철 먹이주기), 육림활동 참여(나무심기, 가지치기, 거름주기), 환경보호 및 감시, 중고제품 재활용 운동, 자연휴양림 캠프
	질서유지 활동	방범 및 경비 활동, 교통정리, 퇴폐풍조 및 유해환경감시, 지역사회순찰, 건널목 지킴이, 무단방치 차량 감시, 지하철 안전 및 질서유지, 화물차 번호판 세척, 교통사고 응급구조, 장애인 우선 승차 지원
	기관보조 활동	각 기관 단체의 사무보조, 행사보조, 자료 조사 및 정리 등
	정치/사회 활동	선거 및 지역행사보조, 영세민 결혼식 주례봉사, 소비자보호운동, 지역사회문제 건의 및 개선활동, 도시 · 농촌 교류(농번기 일손 돕기, 농장 도우미, 주말농장)
	문화예술 활동	유형문화재 보호 · 감시 · 계도, 유형문화재 안전점검, 문화재지역 환경정화, 문화재보호 캠페인, 박물관 자료정리, 문화시설 이용 및 문화행사 정보지 발간, 문화시설에 관한 여론조사, 만화 · 컴퓨터통신 모니터링, 문화행사 진행보조, 지역도서관 도서정리, 지역문화시설 안내, 문화시설 탁아보조

표 4-2 계속

	봉사영역	봉사내용
비전문봉사활동	국제교류 활동	유학생 받아들이기, 난민원조, 외국인 방문, 북한 어린이 급식 후원, 난민 정착지원, 사랑의 동전 모으기, 사랑의 빵 운동, 사랑의 굶기 운동
	구호활동	화재, 수해, 긴급사고, 이재민보호 및 지지, 모금활동
	생활체육 활동	생활체육시설 관리, 전국체전 행사지원 등
	사회복지 서비스	식당 배식 보조, 복지관 시설관리 및 청소, 복지관 환경미화, 주차관리, 행사안내 및 보조, 안내 프론트 담당, 식권 배부, 허약한 노인 대상 프로그램 보조, 프로그램 시간관리, 비품관리 및 정리정돈, 행정업무보조, 성금 모으기 바자회운영, 시설운영보조, 모니터링, 재가노인 서비스(말벗, 도시락 · 밑반찬 제공, 나들이 동행 등)보조, 차트정리, 물리치료 보조, 화초관리, 각 대상별 상담센터 업무보조, 푸드뱅크 업무보조, 손자녀 맺기, 가정 봉사원, 목욕봉사, 사회복지시설 우애방문봉사, 요 보호자 돌보기, 차량봉사, 세탁물 봉사, 시설관리 및 환경정화, 시설 안전점검, 탁아 · 주간보호 봉사 등
	기타활동	불우한 이웃에게 성금 전달, 아동 · 청소년에게 장학금 지급

3) 일(직업활동)

제3기 인생에서 일(직업활동)은 제2기 인생에서처럼 거의 모든 사람들이 하는 활동은 아니지만 상당히 많은 사람들은 일하기를 좋아하고, 제3기 인생에 들어 와서 새로운 일을 시작하는 경우도 많고, 또한 경제적으로 더 윤택하게 지내기 위해 일을 하는 경우도 많다.

일을 하는 것은 자기와 가족의 경제생활을 유지하는 수단이 되고, 사회에 공헌하고, 명예나 부를 누릴 수 있게도 해주고, 생활에 긴장을 주기도 하고, 여러 가지 지식과 기술을 배우는 기회도 되고, 사람들을 사귀는 기회도 되기 때문에 사람들은 일을 중요하게 생각한다.

제3기 인생에 들어와서 하기 싫은 일을 경제적 이유나 다른 이유로 하게 되는 것은 바람직하지 못하지만 그 일이 자기의 적성에 맞고 만족을 준다면 바람직하다. 대개 전문직에 종사한 사람들은 제3기 인생에서도 그 일을 계속하기 바라는 경우가 많다. 제2기 인생까지 해 오던 일이 자기의 적성에 맞지 않은 경우는 자기 적성에 맞는 새로운 일을 제3기 인생에서 새로 시작할 수도 있다. 그래서 제3기 인생에서 일을 하는 것도 가장 보람되고 가치 있는 활동의 하나가 될 수 있다.

앞에서 한번 말한 바 있지만 제2기 인생을 사는 동안 하고 있는 일이 적성에 맞지도 않고 만족을 주지도 못했다면 자기가 원하는 다른 일을 준비하여 제2기 인생을 마감하고 일찍이 제3기 인생을 시작할 수도 있다. 그러나 제2기 인생 동안 해오던 일이 자기 적성에 맞지 않고 만족스럽지 못하다고 그만두기 어려운 경우가 많기 때문에 많은 사람들은 정년퇴직까지 그 일을 해오다가 제3기 인생을 맞게 된다.

그래서 제3기 인생에서는 개인이나 가정 경제에 별 어려움이 없으면 의무적이고 할 수 없이 하는 일보다는 자기가 하고 싶어 하던 활동을 하면서 제3기 인생을 보내기를 원한다. 자기가 하고 싶어 했던 것, 자기의 적성에도 맞는 것은 새로운 일인 경우도 있겠지만 자유시간 활동이나 지역사회 및 자원봉사활동인 경우가 더 많은 것 같다.

우리나라 노인들 가운데 약 3분의 1은 일을 하고 있는데 돈이 필요해서 일한다는 노인이 가장 많았고(약 70%), 그 다음이 건강유지를 위해서(10%), 그 다음이 일이 좋아서(7%), 그 다음이 시간을 보내기 위해서(5%)였다. 그리고 일을 하고 있는 노인 가운데 제3기 인생에 와서도 일을 계속하고 싶다는 사람이 70%를 넘었다. 그리고 일을 하지 않고 있는 노인 가운데 일을 하고 싶다는 노인은 18% 정도에 불과하고 일을 하고 싶다는 이유로는 돈이 필요해서가 57%, 건강유지를 위해서가 16%, 자기 능력을 확인하고 싶어서가 11%, 시간을 보내기 위해서와 일이 좋아서가 각각 6% 정도였다.

우리나라 노인들의 3분의 1이 일을 하고 있고, 일하지 않는 노인들 가운데 17%만 일하고 싶어 하지만 대부분의 경우 돈 때문에 일하고 있거나 돈 때문에 일을 하고 싶어 한다는 것이다. 이렇게 보면 현재 우리나라 노인들은 자기 성취를 위해 일하는 경우는 아주 적은 것으로 보인다.

60세 이상 노인이 취업하려 해도 취업이 쉽지 않고 취업에 대한 정보를 알 수 없기 때문에 더욱 취업이 어렵다. 그리고 60세 이상 노인들에게 제공되는 일자리는 전문직 일자리는 별로 없고 특별한 기술이나 지식이 없어도 할 수 있는 일자리가 대부분이고 임금도 낮은 경우가 대부분이다. 자기의 경험과 능력에 맞게 대우를 받을 수 있으면 좋겠지만 노인의 경우는 거의 그렇지 못한 것이 현실이다. 그러므로 취업을 원하는 노인은 현실을 인정하고 자신의 과거 지위나 체면을 생각하지 않는 것이 바람직하다.

노인들이 제대로 대우 받으며 일할 수 없는 것이 안타깝지만 그래도 노인들을 위해 일자리를 만들고 일할 기회를 주기 위해 정부에서는 노인 일자리 마련 사업을 추진하고 있다. 정부의 노인 일자리 마련 사업을 맡아 추진하고 있는 대표적 기관인 한국노인인력개발원의 일자리 사업을 간략히 소개하고자 한다.

노인 일자리 사업은 서울에 있는 한국노인인력개발원에서 전체적으로 관리하고 지역별로 지방자치단체, 노인인력지원기관, 노인복지관 등에서 수행하고 있다. 노인 일자리는 크게 공익형, 교육형, 복지형과 자립형 네 가지 분야로 나누어져 있는데 〈표 4-3〉과 같다. 지역별로 자세한 수행기관과 일자리가 현재 어떤 것이 나와 있는지 알아보려면 한국노인인력개발원의 인터넷 홈페이지를 방문하면 알 수 있다.

한국노인인력개발원의 홈페이지 주소는 http://www.kori.or.kr이다. 컴퓨터의 인터넷에서 홈페이지 주소를 입력하면 한국노인인력개발원의 화면[초기화면]이 나타난다. 일자리 사업 수행기관을 찾아 연락하려고 하면 초기화면의 위쪽에 가로로 나열되어 있는 말 중에 [개발원 소개] → [수행기관 안내]에 클릭하면 지도가 나타나는데 지도의 시 · 도별 해당지역에 클릭하면 찾을 수 있다. 그리고 실제로 어떤 일자리들이 현재 나와 있는가를 알려면 초기화면의 [노인 일자리] → [일자리 정보]를 클릭하면 시 · 도별로 지도가 나오는데 지도의 해당지역

표 4-3 한국노인인력개발원의 일자리 사업

구분		정의	일자리 예
공익형		지방자치단체의 고유사업(환경, 행정, 복지) 중 노인에게 적합한 일자리를 창출하여 제공함으로써 공공의 이익을 도모하는 일자리	자연환경 정비, 거리환경 개선, 교통질서 계도, 방범순찰, 행정기관 보조 등
교육형		특정분야 전문지식과 경험을 소유한 자가 교육기관 및 복지시설에서 강의하는 일자리	숲 생태 및 문화재 해설사, 교육 강사 파견, 교육기관 및 복지시설 강사, 건강관리(상담사) 등
복지형		사회활동이 어려운 소외계층의 생활안정과 행복추구를 지원하는 일자리	독거노인, 고령 및 중증노인 및 장애인 등 보호관리 등
자립형	인력 파견형	지역사회 수요처를 발굴하고, 맞춤형 교육을 실시하여 인력 은행을 구성하고 인력을 파견하는 일자리. 보수는 수요처에서 부담	주유원, 주례, 간병인, 가사 도우미, 급식지도원, 주차관리원, 운전원, 판매원, 식당보조원, 매표원, 화장실 청소원 등
	시장형	소규모 사업을 공동으로 운영하거나 기업을 공동으로 창업하여 운영하는 일자리. 시장에서 경쟁을 통한 수익 창출	지하철 택배, 세탁방, 도시락, 재활용품, 번역·통역, 유기농, 실버용품점, 실버 대리운전 등

에 다시 클릭하면 된다.

컴퓨터를 사용하기 어려운 경우는 전화로 문의할 수도 있다. 전화 문의는 (02) 6023-6901~7번 한국노인인력개발원으로 하면 된다.

4) 가족관계

(1) 부부관계

제3기 인생이 되면 직장에서 퇴직하는 경우가 대부분이므로 가족과 같이 지낼 수 있는 시간이 많아진다. 그러나 퇴직했을 무렵에 가족 중에 매일 식사를 같이 하며 대화할 수 있는 시간적 여유가 있는 사람은 자기 배우자 외에 찾기 어렵다.

제3기 인생에서의 배우자는 인생에서 성적인 관계의 파트너보다는 인생의 가장 중요한 동반자이고 상담자이고 또한 친구이다. 학자들이 연구한 바에 의하면 제2기 인생의 초반기 결혼해서 결혼생활의 만족도가 가장 높았는데 자녀를 낳아 기르고 교육시키는 일, 가사일, 직장에서 점점 바빠지다 보면 결혼생활 만족도는 점점 낮아졌다가 제3기 인생 접어들면서 다시 높아지기 시작한다고 한다. 그것은 제3기 인생에서 동반자, 상담자, 친구로서의 배우자의 중요성과 가치가 높아지기 때문이라 할 수 있다.

우리나라에서 지난 10년 동안 제3기 인생에서 이혼하는 황혼 이혼이 크게 증가하고 있지만 아직은 그 수가 적어 거의 대부분의 부부에

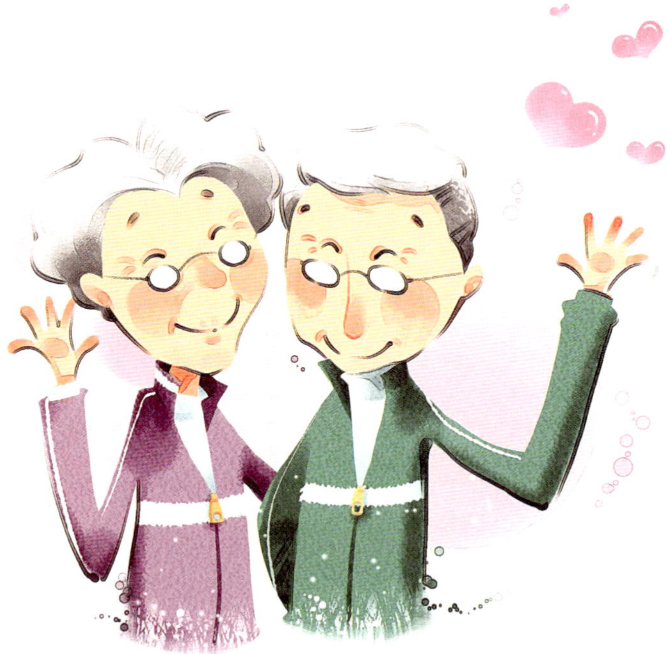

게는 해당되지 않는 것으로 본다. 모든 부부에게 다 그런 것은 아니지만 제3기 인생에 들어와서 부부관계가 다시 만족스러워진다는 것은 일리 있는 말이다. 제3기 인생이 되면 자동적으로 부부관계가 좋아지는 것은 아니다. 부부 각자가 관계를 더욱 돈독하게 만들도록 계획을 세워 노력하면 더욱 만족스럽고 아름다운 관계를 만들어 갈 수 있을 것이다.

결혼해서 자녀를 낳고 대략 30여 년을 같이 살아 온 사람이 자기 배우자이고 앞으로 운 좋고 건강하면 백년해로(百年偕老: 부부가 함께 100년 동안 같이 살고 함께 늙음)할 수 있는 사람이 배우자이기에 제3기 인생에서 가장 중요한 사람은 배우자이다.

특히 제3기 인생계획을 세우는 데 있어 중요하게 생각해야 할 것은 배우자와 같이 하는 시간을 많이 가질 수 있도록 하는 것이 중요하다. 배우자와 같이 인생계획(여생계획)도 세우고, 시간을 쉽게 낼 수 있기 때문에 많은 대화도 나누고, 가능하면 취미활동도 같이 하고 지역사회 활동과 봉사활동에도 같이 참여하도록 배우자를 격려하고 도와주고, 가정일도 도와주는 등 부부관계를 새롭게 그리고 더욱 돈독하게 만들어가는 것이 바람직하다. 이 같은 노력은 제3기 인생에 접어들어서는 물론 제2기 인생에 있는 사람들에게도 필요한 일이고 앞으로의 계획이 되어야 한다.

그리고 종교활동을 하는 경우에 남편 측에서 이해하고 협조해야 할 사항이 있다. 부인은 종교활동이나 종교행사에 적극적인데 남편은 소극적이거나 종교활동에는 관심이 없으며 심지어는 부인의 종교활동을 방해하는 등 부부동반 활동이 잘 안 되는 경우가 상당히 있는 것 같다. 남편은 가능하면 부인을 이해하고 가정의 평화를 위하는 의미에서, 그리고 부인에게 봉사하는 의미에서라도 부인과 함께 종교활동에 적극 참여하는 것이 바람직하다. 종교활동도 하나의 취미라는 의미에서도 부부가 같이 협조하고 참여하는 것이 바람직하다. 종교활동은 에릭슨이 이야기한 노년기의 발달과업(자아통합과 노년초월)을 수행하는 데 많은 도움이 될 수가 있다.

제3기 인생에서 배우자의 의미와 역할 그리고 배우자의 소중함을 충분히 알아 배우자와의 대화와 배우자와의 관계를 더욱 돈독하게 하기 위해 여러 가지의 방법을 계획하는 것이 바람직하다. 배우자에게 감동을 주고 서로 동감할 수 있는 계획을 짜는 것이 필요하다.

(2) 자녀와의 관계

제3기 인생에 접어들면 자녀가 있는 경우는 이미 결혼했거나 최소한 대학생이 되어서 공부나 자기 친구들과의 관계로 바빠 집에서 같이 식사하거나 얼굴을 마주하는 경우가 많지 않다. 그리고 자녀가 취업을 한 경우도 집안에서 자주 보기 어려운 경우가 많고 결혼하여 별거하는 경우는 더욱 그렇다.

제2기 인생에서는 일에 바빠서 자녀들의 양육에 신경 쓰고 대화할 시간이 부족했는데 제3기 인생에 접어들어 가족들을 대할 시간이 많을 때는 자녀들은 벌써 저만치 떨어져 있고 자녀들이 바빠서 부모 대하기가 어려워진다. 자녀와의 관계에서 자녀의 일상생활과 결혼에 대한 적절한 관심, 자녀 결혼 적정시기 선정, 결혼주선, 결혼행사 준비 및 손자녀에 대한 관심 등도 포함하는 것이 바람직하다.

자녀 결혼 전에는 물론 자녀 결혼 후에도 자녀들과 같이 할 수 있는 이벤트나 시간을 정기적으로 마련하여 자녀들과 부모 모두가 아름다운 추억으로 간직하도록 하고, 자녀들과 만남 또는 부모들과의 만남이 습관화되도록 하는 것이 바람직하다. 생일, 명절, 연중 정기적 만남, 동반 나들이나 여행 등을 생각할 수 있다.

(3) 노부모와의 관계

평균수명이 길어진 관계로 제3기 인생의 60대나 70대의 나이가 되었는데도 80대나 90대 된 노부모가 생존해 있는 경우가 많기 때문에 노부모와도 자주 만나거나 연락함으로써 노부모를 가족에서 소외시키지 않도록 계획하는 것도 중요하다. 가족 대소사에 노부모 초대, 정기적 방문, 전화문안, 생일이나 기타 노부모의 개인사정을 잘 이해하고 챙기는 방법 등을 생각할 수 있다.

5) 친구 관계

친구는 어느 나이에 있어서나 다 중요하다. 이웃, 학교 동창, 직장동료, 취미 동아리, 지역사회활동, 자원봉사활동, 종교생활 등을 통해 많은 친구를 사귀지만 나이가 들수록 친구 수가 줄어든다. 그리고 나이 들어 새로운 친구를 사귀기가 쉽지 않기 때문에 지금까지 사귀어온 친구들과의 관계를 잘 유지하도록 하는 것이 중요하다. 새로운 친구를 사귈 수도 있지만 지금까지 정기적으로 만나는 친구들의 모임이 있다면 모임에 빠지지 말고 잘 출석하고 모임의 활동에 솔선하여 봉사하는 자세를 가지는 것이 중요하다.

친구는 나이가 비슷한 사람들끼리 이루어지는 경우가 거의 대부분이지만 보다 젊은 세대와의 어울림도 중요하기 때문에 가능하면 연령의 차이가 있는 사람들이 같이 친구로 어울리는 관계의 모임도 하나 정도는 만들거나 참여하는 것도 바람직하다. 전문직업 활동분야, 종교활동 분야, 취미 동아리 등에서는 충분히 가능하고 실제로 그런 모임들이 많이 있다.

6) 건강 유지

건강이 중요하다는 것은 말할 필요가 없다. 특히 나이가 들수록 신체적으로는 급성질병은 줄어들고 주로 성인병이라 할 수 있는 당뇨, 고혈압, 신부전증, 신경통, 관절염 등과 같은 만성질병이 증가한다. 우리나라의 65세 이상 노인들 가운데 40% 정도는 만성질병이 있으며 몇 가지가 겹쳐 있는 사람도 많다. 만성 질병이 있는 사람들 중에 절반 이상이 그 질병으로 생활하기 어려운 점이 많다고 한다.

나이가 들수록 특히 치매와 같은 정신장애가 나타날 가능성이 높아진다. 우리나라의 경우 65세 이상이 되면 평균 7~8% 정도는 치매 증상이 나타나고 나이가 들수록 치매 증상이 나타날 확률은 크게 증가한다. 80세 이상의 경우는 약 3분의 1이 치매 증상을 보인다고 할 수 있다.

나이가 들수록 만성질병 등으로 장애가 생겨 자기 몸을 관리할 수 없는 경우가 많아지고 특별한 질병이 없어도 몸이 쇠약해져 장애가 생기는 경우도 많다. 앞의 제1장에서 말한 바 있지만 나이가 들면 일상생활에서 자기관리를 혼자서 할 수 없는 노인(일상생활 수행행동을 혼자서 할 수 없는 노인)의 수가 점차 증가한다. 65세 이상 전체 노인 가운데 약 3분의 1 정도가 일상생활에서 자기관리에 필요한 행동을 한 가지 이상 할 수 없다고 한다. 제1장의 〈그림 1-1〉에서 보는 바와 같이 자기관리 행동을 한 가지 이상 할 수 없는 노인의 비율은 65~69세 사이에는 약 25%, 70~74세 사이에는 32%, 75세 이상에서는 약 41%

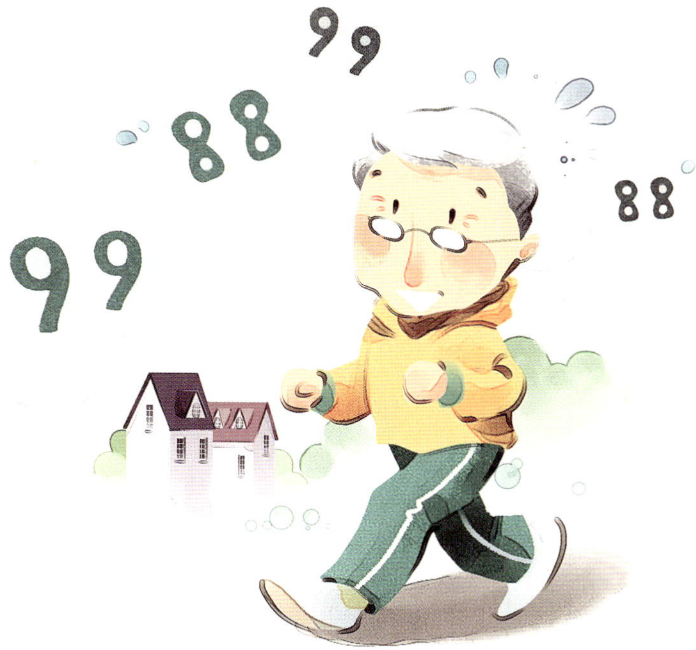

정도가 된다.

노후에 건강을 잘 유지하는 것은 건강수명을 연장하는 가장 좋은 방법이고 건강하게 장수하는 가장 중요한 방법이다. 노인들 사이에 9988(구구팔팔)이라는 말이 유행하고 있는데 99세까지 팔팔하게 살자는 구호인데 건강만 잘 유지하면 99세까지 건강하게 사는 것이 가능하다.

노년기에 와서 건강을 챙기는 것도 중요하지만 노년기의 건강은 노년기 이전의 청년기나 중년기 시절부터 평소 건강을 유지하고 건강을 증진하기 위해 얼마나 실제 행동으로 노력했느냐에 크게 좌우된다. 그래서 세계보건기구(WHO)에서는 고령화사회의 대책으로 개인은 물론 정부에서도 평생을 통해 건강관리를 잘 하도록 하는 건강유지행동이 필요하다는 것을 강조하고 있다. 건강유지행동을 잘 하는 것이 가장 중요하고, 건강유지행동을 지금부터라도 철저히 잘 하는 것도 결코 때가 늦다고 할 수 없다.

제3기 인생은 퇴직하여 건강하게 지내는 시기인 만큼 건강이 유지되지 못하면 곧 제4기 인생으로 갈 수밖에 없다. 평생 건강관리와 건강유지행동이 중요하지만 제3기 인생에서의 건강유지행동은 무엇보다 중요하다. 사실 건강에 대해 알고 있는 일반상식대로만 행동해도 건강유지는 잘 할 수 있다. 알고 있는 것을 행동으로 옮겨 꾸준히 매일 매일 실천하는 의지가 제일 중요하다. 건강유지행동에는 식생활, 운동, 휴식, 건강검진이 중요하다고 하겠다. 건강유지행동은 시간나면 하고 심심하면 하는 그런 것이 되어서는 안 된다. 하루 일과에 반드시 포함되어야 하는 것이다.

하루 세 번의 규칙적 식사, 고른 영양소 섭취, 염분과 지방질 음식에 대한 조심과 특히 건강진단 결과 의사의 소견이나 처방에 따라 철저하게 식생활을 하는 것이 중요하다. 운동은 해 오던 특별한 것(배드민턴, 테니스, 탁구, 볼링 등)이 있으면 계속하면서 의사의 처방 또는 운동관리사의 처방을 받아 신체적 조건에 맞는 운동을 하는 것이 바람직하다. 처음 특별한 운동을 배운다거나 일반 체조나 조깅 등을 하는 경우도 의사나 운동 관리사의 처방을 받아서 하는 것이 바람직하다.

운동이나 일을 한 후에 충분한 휴식을 취하는 것과 충분한 수면(7~8시간)을 취하는 것이 필요하다.

제3기 인생에서 정기적 건강검진은 필수적이다. 국민건강보험공단에서 2년에 한 번씩 실시하는 건강검진을 반드시 받을 필요가 있고 추가하여 내장검사(위, 대장, 간 등)도 별도의 비용을 내고 받을 필요가 있다. 건강하게 보이고 본인도 아무런 자각증상이 없는데 신체검사하면서 심각한 상태의 암이 발견되었다는 이야기를 주변에서 많이 듣는다. 정기적 신체검사(1~2년에 한 번)는 반드시 받는 것이 중요하다. 그리고 가능하면 주치의를 정하여 적어도 3개월에 한 번 정도 검진을 받는 것도 바람직하다.

건강관리도 중요하지만 의료비용을 어떻게 마련할 것인가도 생각해야 한다. 현재 거의 모든 국민은 국민건강보험에 가입해 있기 때문에 보험료로 비용의 대부분을 부담할 수 있지만 특별한 진료나 중병의 경우나 장기입원의 경우 본인부담금도 많아지기 때문에 별도의 민간 건강보험에 가입하거나 다른 비용조달 방법을 생각해야 한다. 60세가 넘은 사람들은 은행이나 보험회사의 건강보험(의료보험)에 가입하려면 조건이 좀 까다롭고 보험상품도 많지 않지만 실버보험이라는 이름으로 점차 많은 건강보험(의료보험)이 생겨나고 있고 80세 중반까지 가입 가능한 것도 있다. 전문가와 상담하여 가능하면 적절한 민간 건강보험에 가입하는 것이 바람직하다.

그리고 2008년 7월부터 노인장기요양보험제도가 시행되어 일상생활에서 자기관리가 어려운 사람들은 재가 요양보호 서비스(방문요양, 방문간호, 방문목욕, 주 · 야간보호, 단기보호)를 받거나 장애가 심하면 시설 요양보호 서비스(그룹 홈이나 요양시설)를 받을 수 있고 비용의 80~85%를 보험금에서 부담할 수 있다.

국민건강보험에 가입한 사람은 모두 노인장기요양보험료를 별도로 납부해야 하고(실제로는 국민건강보험료 납부시 같이 포함시켜 납부함) 가족 중에 65세 이상 된 사람이 장기요양보호를 받을 필요가 있으면 신청하여 보험혜택을 받을 수 있다. 국민건강보험공단에 장기요양서비스 신청을 하면 공단직원이 가정을 방문하여 노인의 신체적 및 정신적 건강상태를 점검하여 장기요양 서비스가 필요한가를 판정한다. 장기요양 서비스가 필요하다고 판정되면 장기요양인정서와 표준장기요양이용 계획서를 노인에게 보내고 노인은 적절한 서비스 기관을 선택하여 재가 장기요양 서비스나 시설 장기요양 서비스를 받을 수 있다.

노인장기요양보험은 혼자서 생활할 수 없는 정도(장애 정도)에 따라 보험을 이용할 수 있는 경우와 없는 경우가 결정된다. 〈표 4-4〉에서 보는 바와 같이 보험을 이용할 수 있는 경우는 장애정도 1등급에서 3등급까지이고 등급 외는 보험을 이용할 수 없다. 1등급(최중증) 노인은 전부 요양시설에서 보호받게 되고, 2등급(중증)도 거의 대부분 요양시설에서 보호받게 되나 일부는 단기보호 시설에서 보호받게 되고, 3등급(중등증: 중증과 경증 사이)은 주 · 야간 시설 또는 가정에서 보호받게 된다. 그리고 등급 외의 경우는 보험을 이용할 수 없고 가정에서 가족이나 간병인이 보호할 수밖에 없다.

노인장기요양보험에서는 받는 서비스에 대해 무한정으로 보험금을 지급해 주는 것이 아니라 1개월에 사용할 수 있는 비용의 한도가 정해져 있기 때문에 그 한도를 넘으면 모두 본인이 부담해야 한다. 따라서 법에 규정된 서비스 외의 서비스를 추가로 받거나 오랫동안 서비스를 받게 되면 본인이 모두 부담해야 하기 때문에 이런 추가비용을 지불하

표 4-4 노인장기요양보험 이용등급과 보험이용 가능여부

보험이용 가능여부	요양등급	상태	보호 장소
보험이용 가능	1등급 (최중증)	하루 종일 누워서 생활, 일상생활의 모든 행동에서 전적으로 다른 사람의 도움이 필요한 상태	요양시설
	2등급 (중증)	식사, 배설, 옷 벗고 입기 등에서 부분적으로 다른 사람의 도움 필요, 휠체어 이용 일상생활 유지, 낮에도 주로 누워서 생활하는 경우 많음.	요양시설 또는 단기보호 시설
	3등급 (중등증)	보행보조기 통해 이동 가능, 다른 사람의 도움을 받아 외출 가능	주 · 야간보호 시설 또는 가정
보험이용 불가	등급 외 (경증)	식사, 배설, 옷 입기 및 벗기 등 일상생활 유지행동은 대체적으로 환자가 할 수 있으나 생활관리 능력이 떨어져 가끔 지원 필요	가정

기 위해 별도의 민간 건강보험을 들어두는 것이 바람직하다.

7) 주택

노후에 어디서 누구와 같이 살 것인가, 그리고 건강한 경우와 건강하지 않은 경우에 어디서 살 것인가, 배우자가 있을 경우와 없을 경우에 어디에서 어떻게 살 것인가는 중요한 문제이다. 주택에 관련한 계

획에 생각해야 할 사항은 다음과 같다.

첫째, 자녀와 같이 살 것인가 아니면 부부끼리 또는 독신으로 자녀와 별거할 것인가?

둘째, 현재 살고 있는 집에서 그대로 살 것인가 아니면 집을 처분하고 다른 집을 살 것인가? 현재의 집에서 그대로 산다면 주택구조에서 생활하기 불편한 점이 있으면 개조할 것인가?

셋째, 현재 살고 있는 지역에서 살 것인지 아니면 다른 지역(도시, 교외, 농어촌, 해외, 실버타운 등)으로 이사 갈 것인가?

넷째, 건강한 경우와 건강하지 못한 경우와 배우자가 있는 경우와 없는 경우에 어디에서 살 것인지? 지금은 건강하지만 건강이 좋지 않을 미래를 생각하여 실버타운 같은데 미리 입주할 것인가? 아니면 지역사회에 살면서 재가 장기요양 서비스를 받고 장애가 심해지면 그 때 가서 장기요양시설에 입원할 것인가?

다섯째, 주택에 관련하여 현재 살고 있는 주택이 본인 소유라면 사망할 때까지 주택을 유산으로 지킬 것인지 아니면 자산으로 활용할 것인가? 노후생활을 보내기 위해 노인이 소유한 주택을 담보하여 은행으로부터 노후에 일정한 생활비를 매월 연금처럼 받는 방법(역모기지

돋보기

- 역모기지 　주택을 담보로 금융기관에서 일정 기간 일정 금액을 연금식으로 지급해 주는 장기주택저당대출 제도

제도)이 있는데 이를 활용하는 방법이 주택을 유산으로 남겨 주기 위해 지키는 것보다 현실적으로 바람직할 수도 있다.

8) 노후 생활자금

노후에 가장 중요한 것은 돈이라 해도 과언은 아니다. 제3기 인생을 자기 성취의 시기로 만드느냐 아니냐는 생활자금을 어떻게 마련하고 지출할 것인가에 대한 계획에 크게 달려 있다.

생활자금도 미리 중년기부터(더 빠르면 더 좋다) 잘 계산하여 준비하는 것이 바람직하지만 제3기 인생에 접어들어서도 여생의 생활자금을 계산해 보고 준비하도록 노력해야 한다. 특별히 처분 가능한 부동산도 없고 새로운 자금이 고정적으로 들어올 가망성이 없으면 현재의 확실한 수입으로 어떻게 지출할 것인가를 잘 계획하는 것이 중요하다.

(1) 노후 생활자금의 계산

노후생활자금은 크게 두 부분으로 구성된다. 다음 〈표 4-5〉와 같이 기초 생활비와 여유 생활비로 구성된다.

노후 생활자금은 기초 생활비 부분에서는 개인과 부부에 따라 큰 차이는 없겠지만 여유 생활비 부분에서는 개인과 부부에 따라 큰 차이가 날 수 있다. 노후 기초생활비 부분은 인간으로서의 존엄성을 유지하고 최소한의 문화생활을 할 수 있는 한도의 비용인데 사실 기초생활비용

표 4-5 노후 생활비 구성요소

종류	설명	세부 항목
기초 생활비	인간으로서의 기본적 존엄성 유지와 최소한의 문화생활 유지를 위한 비용	생계비(식품, 광열, 수도, 가구 집기, 피복/신발, 교양/오락, 교통/통신, 기타 등), 주거비, 의료비, 교육비, 세금, 개인용돈 등
여유 생활비	노후 삶을 보다 풍요하고 윤택하게 하고 자기성취를 이루기 위한 비용	건강유지/예방비, 장기요양 추가비용, 여행/여가활동비, 경조사비, 자녀생활/결혼자금, 긴급예비 자금(3~6개월) 등

도 사회 계층에 따라 상당한 차이가 날 수 있다.

① 기초생활비

부부가 같이 사는 기간 비용과 배우자 사망 후 독거 기간 비용을 나누어 계산해야 한다.

- 부부 공존기간 생활비
  = 월생활비 × 12개월 현재 나이에서의 남편의 기대여명
- 부인 독거기간 생활비
  = 월 생활비 × 12개월 × 남편 사망 당시 부인의 기대여명

월생활비는 통계청에서 발표하는 도시가구 월평균 가계지출 통계의 2인 가구 기초생활비 해당 항목을 합산하여 계산한 것을 기준으로 할

수 있고, 보건복지부에서 매년 12월에 발표하는 최저생계비를 기준으로 할 수도 있다. 노인 2인 가구의 경우는 젊은층의 2인 가구 생활비의 70~80% 정도로 계산하면 된다. 여기서 기대여명은 이 책 부록의 기대여명 표를 보고 현재의 나이에서 남자와 여자의 기대여명을 계산하면 된다.

예를 하나 들어 계산해 보기로 하자. 60세(부인 55세)에 퇴직한 김씨가 80세까지 살 경우에 김씨의 기초생활비는 다음과 같다.

- 부부 공존기간: 770,849원 × 12개월 × 20년
  = 168,203,760원
- 부인 독거기간: 418,309원 × 12개월 × 11년
  = 55,216,788원
- 기초생활비 총계 = 168,203,760원 + 55,216,788원
  = 223,420,548원

② 여유생활비

여유생활비는 부부나 개인의 자유시간활동 정도, 지역사회 및 자원봉사활동의 참여 정도, 직업 활동 정도, 건강 상태, 주택 상태 등에 따라 다를 수 있기 때문에 자신이 적절하게 계획하여 정할 수밖에 없다. 좀 막연하지만 월 50만 원, 월 100만 원 정도로 정할 수도 있다.

여유생활비 계산의 예를 하나 들어보기로 하자. 앞에서 예로 든 김씨 부부의 여유생활비는 다음과 같이 계산될 수 있다. 여유생활비를

월 50만 원으로 하면,

- 부부 공존기간: 500,000원 × 12개월 × 20년
  = 120,000,000원
- 부인 독거기간: 500,000월 × 0.7 × 12개월 × 11년
  = 46,200,000원
- 여유생활비 총계: 120,000,000원 + 46,000,000원
  = 166,200,000원

앞에서 예로 든 김씨 부부의 경우 노후생활비 총계는 223,420,549원 + 166,200,000원 = 386,620,000원이 된다. 더 풍부한 여유생활, 장기요양보호비 및 자녀교육비 추가 지출, 자녀 결혼자금, 상속자금까지 생각하면 노후생활비는 3억 8,700만 원보다 훨씬 많아질 수 있다.

노후 생활자금 계산에서 추가로 더 생각해야 할 것이 있다. 생활자금을 일단 평균수명까지 기간만 계산했는데 평균수명 이상을 사는 것을 목표로 하는 경우 예를 들면 90세까지 살 것을 목표로 하는 경우는 여유생활자금에서 좀더 많은 자금을 계산해 넣는 방법도 있고, 처음부터 계산할 때 90세까지를 목표로 하여 계산하고 더 일찍 사망하게 되면 남은 자금은 상속재산이 되게 생각할 수도 있다.

또 한 가지 생각할 것은 노후생활비를 현재의 가치로 계산한 것이기 때문에 향후의 물가상승률을 고려하여 좀더 많은 금액으로 계산하는 것도 바람직하다.

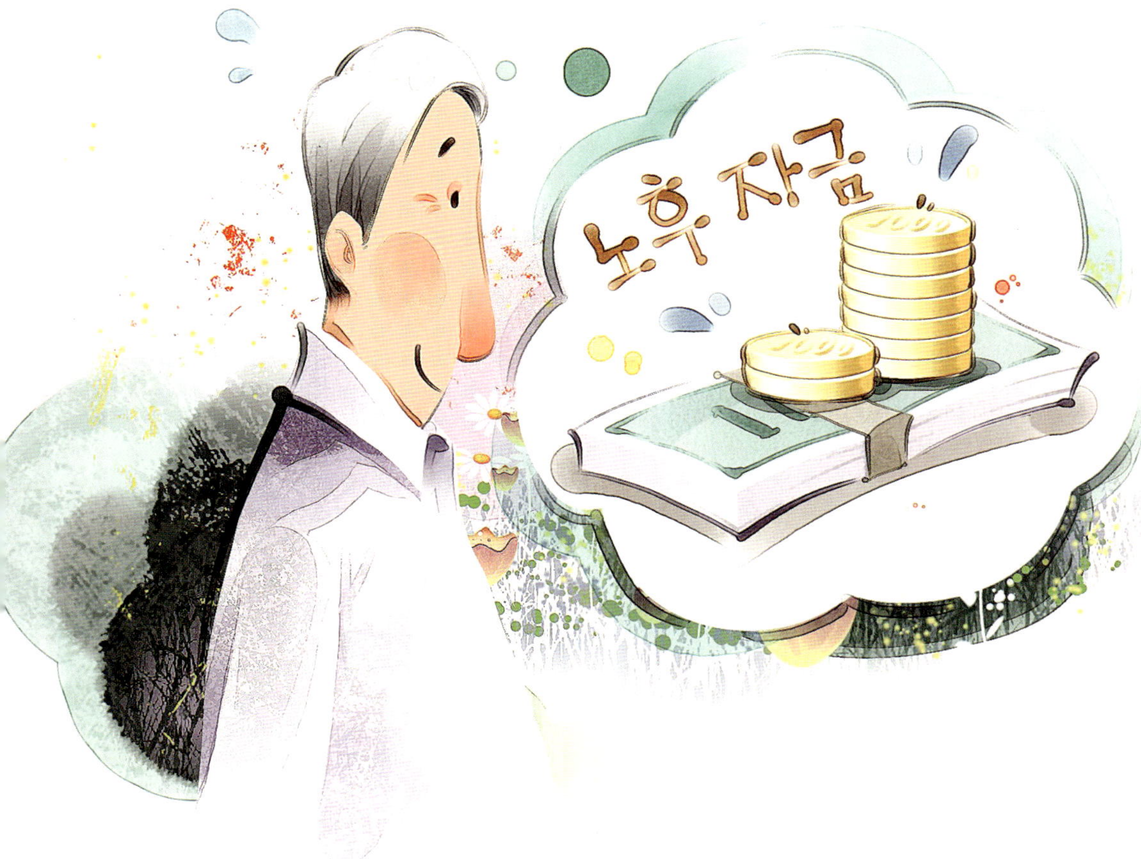
노후 자금

(2) 생활자금 부족분 계산

노후 총생활자금이 계산되고 나면 총생활자금에서 퇴직 후 또는 제3기 인생에서부터 부부나 개인 명의로 고정적으로 들어 올 수입, 예를 들면, 공적 연금(국민연금이나 공무원 연금 등), 퇴직금 또는 관련 이자, 개인연금, 연금적금, 기타 저축 등을 뺀 금액을 계산한다. 총생활자금에서 고정수입분을 뺀 금액이 노후생활 부족 생활자금이 된다. 고정적이 아니고 때때로 기대할 수 있는 불확실한 보조금, 자녀나 친척의 지원금은 고정수입으로 보지 않는 것이 좋다.

앞에서 계산해 본 노후 생활자금은 상당히 큰 금액이지만 앞으로 20~30년간 고정적 수입으로 충당할 수 있는 부분을 제하고 나면 새로 마련해야 할 노후자금은 훨씬 줄어들 것이고 준비하는 기간이 길면 길수록 부담은 적어질 것이다.

(3) 노후생활 부족자금 해결책 마련

노후생활 부족 자금은 제2기 인생 초기부터 계산하여 개인연금이나 노후신탁 등에 가입하여 준비하거나 건전한 재테크의 방법으로 준비하는 것이 바람직하다. 그런데 이미 제3기 인생에 접어 든 경우는 부족 자금을 충당할 새로운 수입원을 찾거나 만들기 어려운 경우가 많다.

새로운 수입원을 찾기 어려운 경우는 현재의 고정적 수입의 범위 내에서 부부나 개인의 생활 계획을 수립할 수밖에 없고, 때때로 기대할 수 있는 수입은 그때 그때의 여유생활자금으로 취급하여야 할 것이다. 제3기 인생에서 수입을 늘리기 위해 재테크를 할 수도 있지만 전문가가 아닌 이상 위험성이 높은 방법을 택하지 말고 전문가의 상담을 받아 안전한 방법으로 투자하는 것이 바람직하다.

이미 제3기 인생에 접어든 부부나 개인이 기대할 수 있는 수입원으로 생각할 수 있는 것은 개인에 따라 다르겠지만 월급(일하는 경우), 자신 명의의 공적연금, 개인연금, 연금신탁, 연금적금, 보통예금, 소유주택, 기타 재산 수입, 자녀의 고정적인 지원금(용돈 포함), 정부의 생활보조금(국민기초생활보장 보조금), 기초노령연금, 정부의 노인교통수당, 민간단체 결연 후원금을 생각할 수 있다.

생활이 어려운 노인의 경우는 정부로부터 국민기초생활보조금과 기초노령연금을 같이 받을 수 있으므로 이 돈이 가장 중요한 수입원이 된다. 국민기초생활 보조금으로 매월 받을 수 있는 돈(현금)은 월 최저생계비에 해당하는 금액(실제 현금으로 받는 돈은 주거비용과 의료비용을 추후에 지급할 것으로 생각하여 이 금액을 제외하고 지급함)이 된다. 그리고 기초노령연금은 2008년 1월부터 지급되고 65세 이상 노인 중 하위 소득 60%에 해당하는 사람이 매월 8~10만 원 정도 현금으로 받을 수 있다.

그리고 65세 이상 모든 노인은 3개월마다 3~4만 원 정도의 교통수당을 받을 수 있으므로(3개월마다 지급) 이 금액도 수입으로 계산할 수 있다.

(4) 생활비 지출에서 고려할 사항

미리 제3기 인생을 경제적으로 충분히 준비하지 못한 사람의 경우는 한정된 확실한 수입에서 지출할 수밖에 없다. 기초생활비 외에 여유생활비로 어디에 지출해야 할지는 개인이나 부부에 따라 생각하는 우선순위를 정하여 지출해야 할 것이다.

생활비 지출에서 고려해야 할 사항은 가능하면 경로우대 혜택을 활용하는 것도 지출을 절약하는 방법이다. 특히 노후에 경제적 여유가 없는 경우는 주택자산을 활용하는 방법(역모기기제도)도 바람직하다.

특히 자녀에 대한 과도한 경제적 지원으로 부모의 노후복지가 위협당하지 않도록 해야 할 것이고, 또한 허례허식이나 체면치례에 얽매여 자녀의 결혼관련 비용을 많이 지출하는 것도 되도록 삼가야 할 것이다. 2005년 한 결혼주선 업체서 결혼한 336쌍을 조사한 결과 한 쌍 당 평균 결혼비용은 약 1억 3,000만 원 정도였고 신랑 측은 평균 9, 600만 원, 신부 측은 평균 3,400만 원이었다. 총결혼비용 가운데 가족이 부담한 비용은 한 쌍 당 전체 결혼 비용 중 56%나 되었는데 가족 부담의 거의 대부분이 부모의 부담인 것으로 생각된다. 이와 같이 결혼비용이 많이 든 데는 주택 마련에 많은 비용이 들어간 것도 있지만 허례허식의 결혼식 관련 비용도 한 몫을 한 것이라 한다.

이상에서 설명한 제3기 인생 계획은 다음 〈표 4-6〉와 같은 양식을 만들어(실제로는 이 책의 페이지보다 큰 종이에 그릴 것) 중요한 사항을 요약해서 기입해 보는 것이 좋다. 큰 종이에 그릴 수 없는 경우는

표 4-6 제3기 인생계획 요약표

		연도	07	08	09	10	11	12	13	14	15	16	17	18	19	20	21	22	23	24	25	26	27
가족 연령		본인	60	61	62	63	64	65	66	67	68	69	70	71	72	73	74	75	76	77	78	79	80
		배우자	55	56	57	58	59	60	61	62	63	64	65	66	67	68	69	70	71	72	73	74	75
가족 행사/이벤트			딸결혼	정년여행	아들결혼	관광여행	주택수리	관광여행		관광여행		관광여행	고희잔치	광광여행		관광여행		고희잔치	실버타운입주	관광여행			
본인계획		자유시간활동	서예 · 악기 배움, 스포츠댄스, 제3기 인생대학 교육																				
		지역사회/자원봉사활동	요양시설 봉사, 제3기 인생대학 봉사, 종교 포교활동 활동																				
		일(직업활동)	전일/시간제 일						시간제 일														
		가족관계	월 1회 가족모임, 가족 관광여행 3년 1회, 부부모임 참여																				
		친구/이웃관계	초등동창, 고등동창, 동호회 월 1회 모임																				
		건강유지	게이트 볼, 미니골프 참여, 매일 만보 걷기, 년1회 건강검진																				
		주택	자녀와 별거, 주택수리, 실버타운 입주, 역모기지제도 이용																				
생활자금	수입	본인 월급	900	900	900	900	900	900	800	800	800	800	600										
		배우자 월급																					
		공적연금 본인	900	900	900	900	900	900	900	900	900	900	900	900	900	900	900	900	900	900	900	900	900
		공적연금 배우자																					
		개인연금 본인																					
		개인연금 배우자																					
		동산	600	600	600	600	600	600	600	600	600	600	600	600	6006	600	600	600	600	600	600	600	600
		부동산	900	900	900	900	900	900	900	900	900	900	900	900	900	900	900	900	900	900	900	900	900
		자녀지원금																					
		정부보조																					
		기타수입																					
		계(A)																					
	지출	생계비	900	900	900	900	900	900	800	800	800	800	800	700	700	700	700	700	700	700	700	700	700
		주거비																					
		의료비	100	100	100	100	100	100	120	120	120	120	120	120	120	120	120	120	150	150	150	150	150
		교육비																					
		세금	100	100	100	100	100	100	100	100	100	100	100	100	100	100	100	100	100	100	100	100	100
		개인용돈	360	360	360	360	3600	360	360	360	360	360	240	240	240	240	240	240	240	240	240	240	240
		건강유지비	240	240	240	240	240	240	240	240	240	240	240	300	300	300	300	300	300	300	300	300	300
		추가의료비	120	120	120	120	120	120	120	120	120	120	120	150	150	150	150	150	200	200	200	200	200
		여가 · 여행비	50	400	50	400	5000	400	50	400	50	400			500					500			
		경조사비	100	100	100	100	100	100	100	100	100	100	50	50	50	50	50	50	50	50	50	50	50
		자녀 생활/결혼 지원비	900	900	900	900	100	100	100	100	100	100											
		긴급비용	200	200	200	200	200	200	200	200	200	200	100	100	100	100	100	100	100	100	100	100	100
		기타비용																					
		계(B)																					
		수입–지출 차이(A–B)																					

* 생활자금 숫자의 단위는 10,000원임. 총계와 수입 · 지출 차이는 계산하지 않았음.

표의 세로 부분을 둘로 나누어 각각 다른 페이지로 만들어도 된다. 즉 표 맨 위에서 본인계획 부분까지를 한 부분 그리고 생활자금 부분을 다른 한 부분으로 나누어 만들어도 된다(이 경우 종이를 가로로 놓고 만드는 것이 좋겠음).

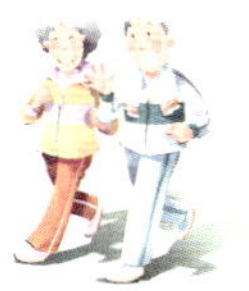

실천해야 할 일

1. 현재 자신의 나이에서 앞으로 얼마나 더 살 수 있는지를 계산해 보고(앞의 제1장에서 이미 해 보았을 것임), 그 기대여명에 5년 정도를 더하여 여생을 잡아 보자.
2. 앞의 〈표 4-1〉의 제3기 인생계획 분야 별로 상세한 계획을 세워보자. 배우자가 있는 경우 배우자와 상의하여 만들어 보자.
3. 만든 계획이 그대로 실천가능한지를 다시 한번 검토해 보자.
4. 만든 인생계획을 〈표 4-6〉과 같은 양식에 요약해서 정리해 보자.
5. 내가 세운 인생 계획에 대해 무리가 없다고 생각되면 자녀들에게도 보여 주고 협조와 지지를 얻도록 하고, 가까운 친구들에게도 이야기해 보자.

5 제3기 인생의 시간관리

제3기 인생이 20~30년 이상으로 길어지고 있고 그 시간이 참으로 소중하기 때문에 여생계획을 잘 세워 실천하는 것이 중요하다는 이야기는 앞에서 했다. 그 계획을 매일 매일의 생활에서 잘 실천하고 여생의 시간을 소중하게 잘 보내려면 시간관리를 잘 할 수 있어야 한다.

시간관리는 각자가 살아오면서 터득하여 효과적으로 하는 방법이 있을지는 몰라도 거의 대부분의 사람들은 시간관리는 대수롭지 않게 생각하거나 시간관리가 무엇인지 잘 모르고 있는 것 같다.

시간관리는 주어진 시간을 가치 있게 그리고 낭비하지 않고 잘 사용하기 위한 기술이다. 외국에서는 직장인의 일과 시간과 개인적으로 보내는 시간을 잘 관리하는 것이 중요하다고 생각하여 오래 전부터 시간관리에 관한 책도 많이 나와 있고 시간관리 훈련이나 세미나 등도 많이 열리고 있으나 우리나라에서는 아직도 시간관리 기술의 필요성과 중요성을 잘 알고 있는 사람이 많지 않은 것 같다.

어떤 사람은 시간관리란 시간이 모자라서 어쩔 줄 모르는 사람이나 바쁘게 움직이는 사람에게나 필요한 것이지 시간여유가 많은 사람들에게는 별로 필요 없는 것이라 할지 모르지만 오히려 시간적 여유가 많은 사람들에게 남는 시간을 소중하고 의미 있게 보내기 위해 더 필요한 것이라 생각된다.

이 책에서는 시간관리에 관한 상세한 것을 다 말할 수 없고 핵심적인 것만 간단히 소개하려고 한다. 보다 상세한 시간관리 기술은 별도로 배우고 훈련을 받는 것이 바람직하다.

1. 여생은 짧고 소중한 시간이다

"인생은 짧고 예술은 길다." "시간은 화살같이 날아간다."라는 속담이 가리키듯이 우리의 일생은 짧고 그 일생에서 주어진 시간은 너무나도 빨리 지나간다. 이런 말은 나이가 들수록 더욱 실감나는 말이다. 옛날 중국(남송)의 시인이며 학자인 주희(朱熹)라는 사람은 세월의 빠름과 공부의 중요성을 다음과 같이 노래하였다. "소년은 쉬 늙고 학문은 이루기 어려우니 한 치의 시간도 가벼이 말라. 지당(연못)의 풀잎이 봄꿈을 깨기도 전에 뜰 앞의 오동나무는 벌써 가을 소리를 내는 구나" (少年易老學難成 一寸光陰不可輕 未覺池塘春草夢 階前梧葉已秋聲).

한 미국 사람이 계산을 해 보았더니 미국사람들이 80년을 산다고 하면 6년간을 줄서는 데 보내며, 7개월은 신호등 대기에 보낸다고 한다. 그들은 또한 우편함을 여는데 9개월, 물건 찾는데 1년 2개월, 자리에 없는 사람을 찾아 전화 바꾸는 데 2년 4개월, 가사 일에 4년 7개월, 먹는데 7년을 소비한다. 하루에 8시간 잠을 잔다면 그들은 27년을 잠자는 데 보내게 된다. 그렇다면 미국인들이 먹고 자고 줄을 서는 시간을 합하면 무려 49년이나 되어 그들이 하루 24시간 중 활용할 수 있는 시간은 9시간 남짓하다. 우리나라 사람도 이와 비슷하거나 크게 다르지 않을 것으로 본다. 그렇다고 하면 하루는 24시간이지만 실제 자신이 사용할 수 있는 시간은 9시간 정도에 불과하다.

인생에 있어서 중년기를 넘어 제3기 인생에 접어들면 시간이 더욱 빠르게 지나가는 것처럼 느껴진다. 중년기를 넘어서면 시간에 관한 생각이 달라진다. 철학자 쇼펜하우어가 말한 것처럼 젊은 시절과는 달리 40대 이후는 인생에서 남은 시간이 얼마나 되는가를 생각하는 식으로 시간관념이 바뀌게 된다. 제3기 인생의 시간은 인생에서 남은 시간(여생)이라 해도 과언이 아니다. 여생의 시간은 소중하기 때문에 자기성취를 이루기 위해 어떻게 매일 매일 시간을 보낼 것인가 그리고 어떻게 시간을 아끼고 효과적으로 시간을 보낼 것인가는 참으로 중요한 과제이다.

인생의 시간을 잘 보내는 데는 좋은 생활태도와 가치관과 의지가 필요하지만 이것만으로는 부족하다. 시간을 잘 관리하는 방법과 기술을 익혀 실천한다면 제3기 인생에서 자기성취를 이루면서 여생을 가치 있고 의미 있게 보낼 수 있을 것이다.

2. 시간관리란 무엇인가?

우리에게 주어져 우리가 마음대로 사용할 수 있는 시간이 실제로 하루에 9시간 남짓하기 때문에 이 시간을 계획을 세워 잘 사용해야만 성공적인 삶을 살 수 있다. '시간관리'라 하는 것은 넓은 의미로는 주어진 모든 시간을 최선으로 활용하여 최대의 효과를 거둘 수 있도록 하는 것을 말한다. 즉 우리의 삶 전체를 관리하는 것을 말한다. 좁은 의미에서는 사람의 일상생활 가운데 식사, 취침 등과 같은 기본적 생리활동의 시간을 제외한 모든 시간을 최선으로 활용하여 최대의 효과를 얻을 수 있도록 하는 것을 말한다. 다시 말해서 자기에게 주어진 시간을 어떤 일에 얼마만큼 사용할 것인가에 대하여 미리 계획을 세우고 계획대로 시간을 잘 사용하는 것을 말한다.

시간관리는 유익하다는 것을 잘 알고 있다 하더라도 너무나 막연하게 알고 있는 경우가 대부분이다. 시간관리를 잘하게 되면 다음과 같은 이득을 얻을 수 있다.

- 리듬 있는 삶을 살 수 있게 된다: 일과 휴식을 조화 있게 하고, 적당한 긴장감을 갖게 하고, 바쁜 사람에게는 여유를 한가한 사람에게는 긴장감을 준다.
- 여유 있게 목표를 달성하게 한다: 미리 계획하게 하고, 가치 있는 일에 더 시간을 많이 투자하게 하여 목표달성에 마음의 여유와 시

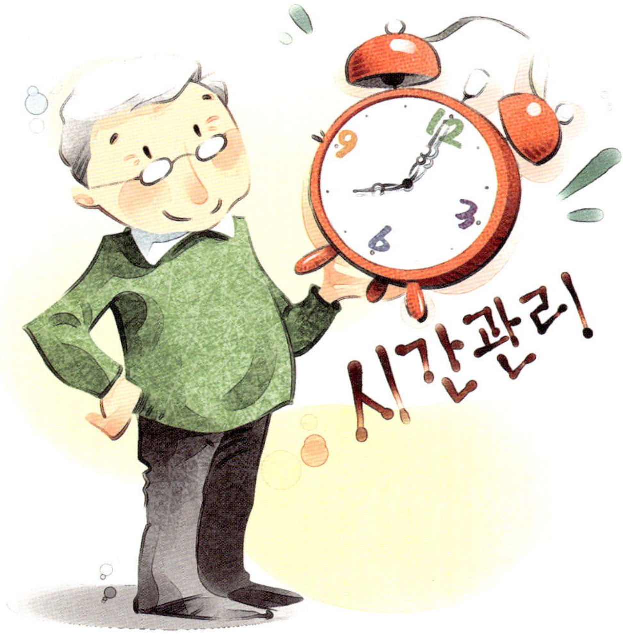

간적 여유를 가지게 한다.

- 서두름과 분주함을 예방한다.
- 변동이 심한 현대생활에 효과적으로 잘 적응하게 한다.
- 정신적, 육체적 스트레스를 예방하여 건강한 삶을 살게 한다.
- 자기실현을 최대로 하게 하며 성공적인 삶을 살게 한다.

3. 시간관리에는 훈련이 필요하다

우리 삶의 모든 영역에는 훈련이 필요하다. 운동선수들이 이기기 위해서는 철저히 자기절제를 하며 훈련을 해야 하듯이 인생에서 자기 성취를 이룩하여 삶의 가치와 보람을 느끼기 위해서는 절제와 훈련을 해야 한다. 시간관리의 기술은 자기절제의 훈련을 통하여 습득되며 더욱 발전된다.

심리학자의 연구에 의하면 한가지의 습관을 바꾸거나 습득하기 위해서는 1만 번(하루 세 번씩 10년) 이상의 반복적 훈련이 필요하다는 것이다. 이 말은 실제로 긴 시간이 걸리니 대단히 어렵다는 의미라기보다는 새로운 습관의 형성을 위해서는 단호한 결단과 꾸준한 노력이 있어야 한다는 말이다.

시간관리의 습관은 중년기부터 습관화하면 아무런 문제없이 자연스럽게 잘 할 수 있기 때문에 늦어도 중년기부터 습관화하는 것이 바람직하고 제3기 인생에 접어들어서도 노력하면 잘 할 수 있다.

4. 시간관리는 계획이다

시간관리는 시간의 사용에 대하여 계획을 세워 실천하는 것인 만큼 계획이 가장 중요하다고 하겠다. 계획은 미래에 달성하고자 하는 것의 청사진이다. 우리는 나름대로 각자가 계획을 세우고 생활하고 있다고 생각할지 모른다. 그런데 좀더 좋은 계획을 세우려면 다음과 같은 것을 생각하여야 할 것이다. 즉,

- 무엇을 달성해야 하며 (목표가 무엇인가?)
- 왜 달성해야 하며 (왜 목표를 달성해야 하는가?)
- 어디서 달성해야 하며
- 언제 달성해야 하며
- 어떻게 달성해야 하는가를 생각해야 한다.

어떤 일을 위해 계획하는 시간이 많을수록 그 일을 효율적으로 효과적으로 할 수 있다. 계획하는 시간이 짧으면 일하는 시간이 길어져 결국은 그 일을 위한 전체시간이 길어지게 되고, 반면에 계획하는 시간이 길면 일하는 시간이 짧아져 결국은 그 일을 위한 전체시간도 짧아지게 된다.

5. 시간관리를 어떻게 할 것인가?

시간관리는 일반적으로 다음과 같은 절차로 이루어진다. 즉 현재의 ① 시간관리 스타일 점검 → ② 목표설정 → ③ 시간사용의 우선순위 결정 → ④ 시간사용 계획표 작성 → ⑤ 실행 → ⑥ 평가로 이루어진다. 그러면 그 과정에 대해 간단히 살펴보기로 하자(유성은 저, 『시간관리와 자아실현』을 참고함).

1) 현재의 시간관리 스타일 점검

시간관리를 시작하기 전에 예비단계로서 현재까지 습관화된 자기의 시간관리의 스타일을 점검하여 장점과 단점을 파악하는 것이 중요하다. 최소한 2~3일 동안의 일과시간과 활동을 15분 단위로 기록하여 활동이 목표와 어느 정도 관련이 있는지 시간낭비는 어느 정도였는지 등을 발견하여 좋지 못한 점을 고쳐나갈 수 있도록 해야 할 것이다. 제3기 인생에 해당하는 사람들에게는 시간스타일 점검에서 15분 단위가 너무 짧다고 생각되면 30분 단위로 해서 검토할 수도 있다.

시간관리 스타일을 점검하는 것은 시간낭비를 얼마나 하고 있는가를 검토하기 위한 것이다. 거의 모든 사람이 매일 적어도 2시간은 시간낭비를 한다고 한다. 시간낭비를 줄이기 위해 다음과 같은 질문으로 자기가 한 행동을 분석해 보면 좋을 것이다.

- 당신이 하는 활동이 당신이 성취하려는 목표에 얼마나 밀접한 관계가 있는가?
- 어떤 것이 더 중요한가?
- 어떤 행동이 시간낭비인가?

시간관리 스타일 점검의 예는 다음 〈표 5-1〉의 활동 명세서를 사용하여 할 수 있다. '활동' 란에는 15분 간격의 시간에 무엇을 했는가를 기록하고, '활동의 중요성' 란에는 우선순위(다음에 설명이 있음)에 따

표 5-1 일일 활동 명세서

시간 활동	활 동	활동 중요성 A	B	C	예상치 않은 일	시간 낭비
6:00– 6:15 오전						
6:15– 6:30						
6:30– 6:45						
6:45– 7:00						
7:00– 7:15						
7:15– 7:30						
7:30– 7:45						
7:45– 8:00						
8:00– 8:15						
8:15– 8:30						
8:30– 8:45						
8:45– 9:00						
9:00– 9:15						
9:15– 9:30						
9:30– 9:45						
9:45–10:00						
10:00–10:15						
10:15–10:30						
10:30–10:45						
10:45–11:00						
11:00–11:15						
11:15–11:30						
11:30–11:45						
11:45–12:00						
12:00–12:15 오후						
12:15–12:30						
12:30–12:45						

표 5-1 계속

시간 활동	활 동	활동 중요성 A	B	C	예상치 않은 일	시간 낭비
12:45– 1:00 오후						
1:00– 1:15						
1:15– 1:30						
1:30– 1:45						
1:45– 2:00						
2:00– 2:15						
2:15– 2:30						
2:30– 2:45						
2:45– 3:00						
3:00– 3:15						
3:15– 3:30						
3:30– 3:45						
3:45– 4:00						
4:00– 4:15						
4:15– 4:30						
4:30– 4:45						
4:45– 5:00						
5:00– 5:15						
5:15– 5:30						
5:30– 5:45						
5:45– 6:00						
6:00– 6:15						
6:15– 6:30						
6:30– 6:45						
6:45– 7:00						

*한 면에 칸을 많이 만들기 어려워 오후 7:00까지만 표시함. 밤 12:00까지 칸을 더 만들어 넣을 수도 있음.

라 A, B, C로 구분하여 그 시간에 한 일이 어느 정도 중요한 일이었는지를 판단하여 [∨]표시를 한다. '예상치 않은 일' 란에는 예상하지 않은 일이 생겼다면 그 란에 [∨]표시를 한다. 그리고 마지막의 '시간낭비' 란에는 실제로 한 활동과 예상치 않은 일을 생각해 보아 시간낭비였는지 아닌지를 판단해서 시간낭비였다고 생각되면 그 활동에 [∨]표시를 한다. 실제로 〈표 5-1〉과 같은 표를 만들어 자기의 현재 시간관리 스타일을 점검하면 자기의 시간관리 스타일을 알 수 있을 것이다. 15분 단위 표에서 두 칸을 사용하면 30분 단위 표가 되므로 표를 다시 만들 필요는 없다.

2) 목표 설정

시간관리는 목표를 세우는 것부터 시작된다. 목표는 미래에 도달하고자(이룩하고자) 하는 바람직한 결과를 말한다. 우리가 어떤 일이나 행동을 할 때 목표가 있어야 미리 계획을 세울 수 있고 얼마나 진보했는가도 알 수 있고 거기에 도달하면 만족감과 성취감을 느낄 수도 있다. 목표가 있어야 거기에 도달하기 위하여 꾸준히 그리고 참고 견디어 낼 수가 있다. 잘 만들어진 목표는 ① 구체적이어야 하고, ② 측정할 수 있어야 하고, ③ 성취할 수 있어야 하고, ④ 결과 지향적이어야 하고, ⑤ 달성할 시간이 정해져 있어야 한다.

이러한 기준에 맞는 예를 들어 본다면 '2008년도 말까지 하루 12,000보 걷는 것을 습관화한다', '2008년 6월까지 부하직원의 가정

사정을 한 번 이상씩 상세히 알아본다', '2008년 5월말까지 일본어 회화실력을 중급까지 올린다', '2008년 10월까지 대금연주 기초과정을 수료한다', '2008년 말까지 해외 여행비용 300만 원을 시간제 일을 해서 마련한다.' 등이 될 수 있다.

목표를 설정하는 데 있어서 성취 가능해야 한다는 것은 자기의 가능성에 도전하는 것이어야 한다는 것을 포함하는 의미이다. 자기의 가능성에 도전하는 것으로 무리가 없다고 판단되면 목표를 높이 잡는 것도 좋지만 짧은 기간 내에 너무 높은 목표에 도달하려 한다면 실현 불가능한 경우가 많다. 목표를 높이 잡으려면 좀더 많은 시간이 필요하다. 긴 시간을 두고 높은 목표를 잡는 경우 최종 목표를 위해 짧은 시간(주, 월, 6개월 등)으로 단락을 정하여 중간목표를 설정하고 점진적으로 목표를 높이는 것이 바람직하다.

그리고 제3기 인생의 어느 나이에 있든지 남은 여생 동안의 중요한 목표를 한두 가지 정하고 그 목표를 달성하기 위해 해야 할 작은 목표를 여러 가지 설정하고, 기간도 1~5년 정도로 나누어 하나씩 달성할 계획을 세우는 것이 바람직하다.

에드윈 블리스(Edwin Bliss)는 개인의 일생목표를 설정하는 방법을 다음과 같이 제시하고 있다(유성은 저, 『시간관리와 자기실현』에서).

빈 종이를 준비하라. 당신이 80세까지 살 것으로 생각하고 일생동안 성취해야 할 목표들을 쭉 열거해 보라. '행복하게 산다.'와 같은 추상적 목표를 세우지 말고 구체적인 목표 즉 세계여행, 학위취득, 사회활동, 습득해야 할 외국어 등등을 기입하라. 다음에는 당신의 구체적 목표를 열거한다. 높은 봉급, 진급, 수당 등의 일반적인 용어를 쓰지 말고 봉급 몇 백 만원, 부장, 이사, 사장 혹은 사회봉사단체의 위원장 등의 구체적인 용어를 쓰라.

그 다음에 당신이 앞으로 6개월 동안 성취하고 싶은 단기목표들을 열거하라. 구체적일 뿐 아니라 정말 원하고 또 그 목표를 위해 일하고자 하는 사항을 쓰라. 이것은 언제 변경시켜도 좋은 주제이다.

많은 목표 가운데 가장 중요한 것이 무엇인가를 선택하라. 3~4개 정도를 선택해서 당신이 매일 볼 수 있는 곳에 써 붙여 놓으라. 매일 다음과 같이 되풀이해서 따져 보라. "내가 지금 하고 있는 일은 내 목표 중 어느 하나에 근접해 가고 있는가?"라고. 목표를 추상적으로 정하지 않고 구체적으로 정하면 끊임없이 행동을 자극한다. 위의 질문에 '아니오' 라고 답이 나오면 행동을 수정해야 한다. 다른 사람에게 맡겨도 될 것은 맡기고 중요하지 않는 것은 버려야 한다.

목표에 이르는 첫 단계는 반드시 자신이 틀림없이 해낼 수 있는 쉬운 것으로 하라. 그런 다음 점차적으로 그것을 높여 가라. 서둘지 말라. 목표를 시각화하는 것은 중요하다. 책상 앞에 써서 붙이든지 작은 카드에 기록하여 항상 가지고 다니면서 매일 여러 번 꺼내 보라. 이렇게 하면 반복 암시가 갖는 놀라운 힘을 활용할 수 있다.

3) 시간사용 우선순위 결정

해야 할 일이 많은 경우 시급성과 중요성에 따라 우선순위를 정하여

야 한다. 시급하고 중요한 것을 A, 시급하지만 별로 중요하지 않은 것을 B, 시간이 있으면 할 수도 있으나 별로 중요하지 않는 것을 C로 구분하는 것이 좋다. A에 해당하는 것이 많이 나오면 그 A에 해당하는 항목들을 다시 판단하여 A, B, C로 구분한다.

우선순위를 설정할 때 다음과 같은 질문이 도움이 된다.

- 이 일은 얼마나 긴급한 것인가? 지금 꼭 해야 되는가? 오늘? 곧? 아니면 다른 날에?
- 이 일이 얼마나 중요한가? 매우? 상당히? 다소? 전혀 그렇지 않은가?
- 얼마나 자주 이 일을 해야 하는가? 매일? 매주? 때때로?
- 다른 사람이 나보다 더 효과적으로 할 수 있는가?
- 이것은 내가 하려고 하는 과제나 목표의 일부인가?
- 이것은 미래에 얼마나 영향을 미칠 것인가?
- 이것은 최상의 방법인가?

4) 시간사용 계획표 작성

(1) 시간사용 계획표(스케줄)의 종류

시간사용 계획표를 스케줄(schedule)이라고도 하는데 일간(일일), 주간, 월간 및 연간의 시간사용 계획을 짜는 것을 말한다. 일간, 주간,

월간 시간사용 계획표가 가장 많이 쓰이고 있다. 먼저 한 달간의 계획을 미리 정하는 것이 좋다. 시간사용 계획표는 목표와 연관되어야 하고 연간, 월간, 주간, 일간 계획표도 목표에 있어서 상호 연관되어야 한다.

먼저 연간계획을 세우는 것이 필요하다. 그 연간 계획은 보다 긴 장기계획 3년, 4년, 5년 계획 또는 일생계획에서 미리 정해져 있을 수도 있지만 많은 경우 연(年) 단위로 계획을 새로이 검토해서 확정하는 것이 필요하다. 연간계획이 없을 수도 있다.

연간계획이 있다면 그 연간 계획표에 맞춰 월간 계획표를 짜는 것이 순서다. 월간 계획표에 따라 주간 계획표를 만들고, 주간 계획표에 따라 일일 계획표를 만들어야 한다. 가장 중요한 것은 일일 시간계획표이다. 〈표 5-2〉와 같은 일일 계획표 양식에 하루의 계획을 아침 이른 시간 또는 전날 취침 전에 짜는 것이 좋다.

주간, 월간, 및 연간 계획표는 〈표 5-3〉, 〈표 5-4〉 및 〈표 5-5〉와 같은 양식을 사용하면 된다. 월간 계획표의 경우 날짜의 빈 칸에 중요한 일이나 행사 등을 기록하면 되고 연간 계획표는 큰 종이에 1~12월까지 월별로 날짜별로 그려 사용하면 된다.

여기에 소개하는 일일 계획표, 주간 계획표 및 월간 계획표와 그리고 연간 계획표는 그대로 그려 사용해도 되고 아니면 다이어리 중 계획표가 잘 표시된 것을 구입하여 사용할 수도 있다. 단순히 월별 날자별로 중요사항을 적도록 만들어 놓은 것은 바람직하지 않고 시간관리를 목적으로 좀 상세하게 일일, 주간, 월간 및 연간 계획을 세우고 실

표 5-2 일일 활동 계획표

일 자 200 년 월 일 (요일)

오늘의 활동

활동	우선순위	소요시간	실행여부
1.			
2.			
3.			
4.			
5.			
6.			
7.			
8.			
9.			
10.			

활동 시간표

시간	활동
6:00- 6:15	
6:15- 6:30	
6:30- 6:45	
6:45- 7:00	
7:00- 7:15	
7:15- 7:30	
7:30- 7:45	
7:45- 8:00	
8:00- 8:15	
8:15- 8:30	
8:30- 8:45	
8:45- 9:00	
9:00- 9:15	
9:15- 9:30	
9:30- 9:45	
9:45-10:00	
10:00-10:15	
10:15-10:30	
10:30-10:45	
10:45-11:00	
11:00-11:15	
11:15-11:30	
11:30-11:45	
11:45-12:00	
12:00-12:15	

활동 시간표

시간	활동
12:15-12:30	
12:30-12:45	
12:45- 1:00	
1:00- 1:25	
1:15- 1:30	
1:30- 1:45	
1:45- 2:00	
2:00- 2:15	
2:15- 2:30	
2:30- 2:45	
2:45- 3:00	
3:00- 3:15	
3:15- 3:30	
3:30- 3:45	
3:45- 4:00	
4:00- 4:15	
4:15- 4:30	
4:30- 4:45	
4:45- 5:00	
5:00- 5:15	
5:15- 5:30	
5:30- 5:45	
5:45- 6:00	
6:00- 6:15	
6:15- 6:30	
6:30- 6:45	
6:45- 7:00	
7:00- 7:15	
7:15- 7:30	
7:30- 7:45	
7:45- 8:00	
8:00- 8:15	
8:15- 8:30	
8:30- 8:45	
8:45- 9:00	
9:00- 9:15	
9:15- 9:30	
9:30- 9:45	
9:45-10:00	

*이 표는 하루 8시간 취침하는 것을 기준으로 작성한 것임. 시간을 15분 대신 30분 또는 1시간 간격으로 할 수 있음.

*하루 시작시간을 5:00보다 이르게 할 수도 있고 늦게 할 수도 있음. 그리고 저녁시간은 밤 12:00까지도 할 수 있음. 개인에 따라 조정하여 표를 만드는 것이 바람직함. 수면은 적어도 7~8시간은 취하는 것을 생각하고 하루 시작시간과 끝 시간을 정하는 것이 바람직함.

*15분 단위 대신 30분 단위를 사용하고 싶은 경우는 15분 단위 두 칸을 같이 사용하면 됨.

표 5-3 주간 계획표

기간	200 년 월 일~ 월 일		
이번 주에 할 일	우선순위	소요시간	계획 요일
1.			
2.			
3.			
4.			
5.			
6.			
7.			
8.			
9.			
10.			
11.			
12.			
13.			
14.			
15.			
16.			
17.			
18.			
19.			
20.			

표 5-4 월간 계획표

200 년 월

일	월	화	수	목	금	토
		1	2	3	4	5
6	7	8	9	10	11	12
13	14	15	16	17	18	19
20	21	22	23	24	25	26
27	28	29	30	31		

천하는 데 도움이 되도록 만들어 놓은 다이어리를 구입하여 사용할 수 있다(예: 프랭클린 플래너). 그리고 한 장으로 된 연간 계획표도 시중에서 구입할 수 있다.

(2) 휴식 계획

시간사용 계획표 작성에 있어서 빠뜨리지 말아야 될 것은 휴식시간에 대한 계획이다. 자신의 신체적 및 심리적 상태와 특성에 따라 다를

표 5-5 연간 계획표

2008년 계획표

1월	2월	· · ·	12월
1(금)	1(금)		1(월)
2(수)	2(토)		2(화)
3(목)	3(일)		3(수)
4(금)	4(월)		4(목)
5(토)	5(화)		5(금)
6(일)	6(수)		6(토)
7(월)	7(목)		7(일)
8(화)	8(금)		8(월)
9(수)	9(토)		9(화)
10(목)	10(일)		10(수)
11(금)	11(월)		11(목)
12(토)	12(화)		12(금)
13(일)	13(수)		13(토)
14(월)	14(목)		14(일)
15(화)	15(금)		15(월)
16(수)	16(토)		16(화)
17(목)	17(일)		17(수)
18(금)	18(월)		18(목)
19(토)	19(화)		19(금)
20(일)	20(수)		20(토)
21(월)	21(목)		21(일)
22(화)	22(금)		22(월)
23(수)	23(토)		23(화)
24(목)	24(일)		24(수)
25(금)	25(월)		25(목)
26(토)	26(화)		26(금)
27(일)	27(수)		27(토)
28(월)	28(목)		28(일)
29(화)	29(금)		29(월)
30(수)			30(화)
31(목)			31(수)

*원래는 1월부터 12월까지 연결된 양식인데 일부만 표시하였음.

수 있지만 다음 사항을 참고하여 일일 및 주간 시간사용 계획표에 반드시 휴식시간과 휴식방법을 계획하여 넣는 것을 잊어서는 안 될 것이다. 휴식시간계획은 다음 사항을 참고하여 정하는 것이 좋을 것이다.

① 주기적으로 휴식하라, ② 매일 휴식하라, ③ 매시간마다 최소한 2~3분, 점심식사 후 10~15분을 휴식하라, ④ 일주일에 1~2일 정도 휴식하라.

휴식은 다음 일을 위한 재창조(re-creation)의 시간이다. 휴식을 하는 것은 일주일을 다시 살아가는 데 필요한 에너지를 재충전(재창조의 에너지 보충)받는 기회가 된다.

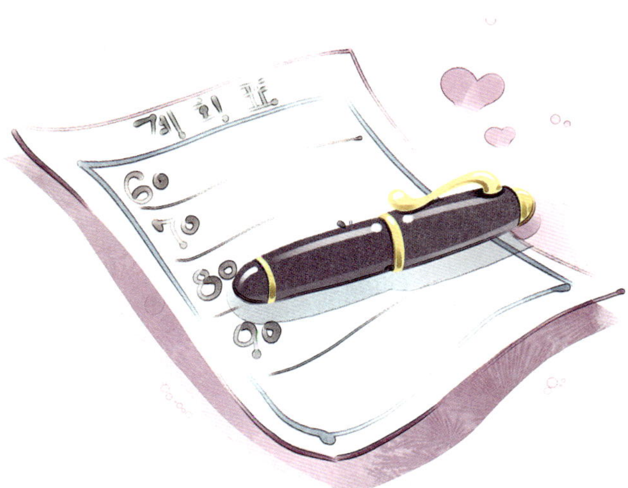

(3) 시간 계획표 작성 시기

각각의 시간사용 계획표 작성 시기는 대체로 다음과 같이 하는 것이 좋다.

- 일일 시간사용 계획표: 전날 저녁, 취침 전 또는 당일 아침
- 주간 시간사용 계획표: 전주 토요일 저녁 또는 일요일 저녁
- 월간 시간사용 계획표: 새달 3일 또는 일주일 전
- 연간 시간사용 계획표: 12월 중

(4) 표준 일일, 표준주간, 표준월간 시간사용 계획표의 작성

시간을 효과적으로 사용하기 위한 최선의 방법 중의 하나는 표준적으로 짜여진 시간계획을 갖는 것이다. 특별한 경우를 제외하고는 일일, 주간, 월간 단위로 반드시 규칙적으로 하는 일을 정해 놓고 그대로 따르는 것이 바람직하다. 이 경우는 일일 계획표와 주간 계획표는 여기서 제시하는 것 보다 좀더 간단히 만들어질 수도 있을 것이다.

5) 실행

아무리 좋은 시간사용 계획을 세워 놓아도 이를 실행하지 않으면 아무런 유익이 없고 시간관리가 효과적으로 될 수가 없을 것이다. 실행이

가능하다고 생각하여 계획을 세웠지만 말이나 계획보다 실행이 어려운 것은 분명하다. 계획을 실행하려면 무엇보다 강한 의지가 필요하다.

6) 평가

일일, 주간, 및 월간 시간사용 계획표 실행결과를 보고 자기의 시간관리 스타일에 대하여 평가하여 문제점을 개선해 나갈 수 있는 것이 바람직하다. 이러한 평가의 결과는 다음 날, 다음 주일 또는 다음 달의 시간사용 계획표를 만드는 데 참고할 수 있어야 할 것이다. 적어도 한 달에 한 번씩 아니면 몇 개월에 한 번씩이라도 자기의 시간관리 과정을 평가할 수 있어야 할 것이다.

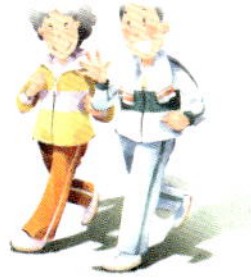

실천해야 할 일

1. 제3기 인생의 목표를 하나 이상 설정해 보자.
   ① 장기목표를 먼저 설정해 보자.
   ② 장기목표를 달성하기 위한 수단이 될 수 있는 하위목표를 설정해 보자.

2. 하위목표를 달성하기 위해 여생기간을 나누어 그 하위목표 각각의 달성기간을 1년에서 5년 이내로 정해 보자.

3. 현재가 일년 중 7월 이전이면 7월부터 12월까지 6개월간 달성할 수 있는 구체적인 하위목표를 세워 보고, 현재가 7월 이후이면 내년 1년의 연간목표를 세워 보자.

4. 6개월간 또는 1년간 목표의 달성시간 내에 매월 어떤 일을 할 것인가를 연간 시간사용 계획표에 적어 넣어 보자.

5. 연간 시간사용 계획표에 따라 다음 달 시간사용 계획표를 만들어 보자.

6. 자기의 시간관리 스타일을 알아보고 좋은 시간관리 습관을 만들기 위해 일일활동 명세서(표 5-1)를 다음 주 일주간 기록해 보자.

7. 일일활동 명세서를 검토하여 표준 일일 시간사용 계획표를 만들어 보자.

8. 다음 달 첫 주일 주간 시간사용 계획표를 만들어 보자.

9. 다음 달 1일부터 일일시간사용 계획표를 만들어 실천하기 시작하자.

6 성공적 노화의 방법 배우기

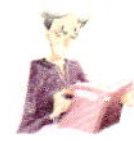

노화(老化)라는 말은 상식적으로 쓰는 말이 아니고 학술 연구를 하는 사람들이 주로 쓰는 한문 말이다. 노화는 순수한 우리말로 '늙어 가는 것' 또는 '나이 먹는 것'으로 표현할 수 있다. 단어를 간단하게 표현하기 위해 두 글자로 된 노화라는 말을 그대로 쓰기로 하겠다. 앞으로 더욱 고령화사회로 발전하면서 노화라는 말이 상식적로도 많이 쓰이게 될 것이라 생각한다.

이 장에서는 어떻게 하면 성공적으로 잘 늙어갈 수 있는가에 대해 생각해 보기로 하겠다. 노인을 연구하는 사람들은 성공적 노화(成功的老化)를 아주 중요하게 생각하고 있다. 인간은 태어나는 순간부터 노화한다는 말도 틀린 말은 아니겠지만 사람들은 중년기에 들어서면서 자기의 신체의 어느 한 부분이나 몇 가지 부분이 서서히 노화하기 시작하는 것을 느끼게 된다. 그러나 사람들이 노화를 집중적으로 생각하는 것은 제3기 인생부터라 할 수 있다.

제3기 인생의 기간이 20~30년 또는 그 이상으로 연장됨에 따라 이 기간 동안 성공적으로 노화하는 것을 중요하게 생각하고 있다. 노화는 단순히 신체가 늙어가는 것만을 의미하는 것이 아니라 몸이 늙어감(신체적 노화)에 따라 정신과 마음이 변하는 것(심리적 노화)과 사람들과의 관계가 변하는 것(사회적 노화)까지 포함하는 폭 넓고 복잡한 의미를 갖고 있다.

어떻게 하면 신체적인 면, 심리적인 면 그리고 사회적인 면에서 성공적으로 노화할 수 있는가에 대해 학자들이 많이 연구해 왔는데 이 장에서는 학자들이 연구해서 발표한 것 가운데 많은 사람들이 수긍할 수 있는 연구결과 하나를 소개하기로 하겠다.

미국의 맥아더 재단에서 연구비를 지원하여 16명의 연구자들(의사, 생물학자, 심리학자, 사회학자 등)이 1984년부터 1994년까지 10년 동안 미국에서 건강하게 생활하고 있는 노인 1,000명 이상을 조사하여 성공적으로 노후생활을 하고 있는 노인들의 특성을 찾아낸 연구를 한 적이 있다. 이 연구자들 가운데 존 로우(John)와 로버트 칸(Robert Kahn)이라는 두 사람이 그 연구결과를 정리하여 1999년에 『성공적인 노화: *Successful Aging*』라는 책을 출판하였다.

여기에 『성공적인 노화』라는 책에서 설명하고 있는 성공적 노화에 대한 이야기를 소개하고자 한다. 이 성공적 노화 이야기는 미국 노인들을 조사한 결과이지만 우리나라 노인들의 경우에도 그대로 통할 수 있다고 생각한다. 성공적 노화에 대해 상세하게 알고 싶어 하는 사람은 번역판 『성공적인 노화』(최혜경 · 권유경 공역)를 읽어 보기 바란다.

1. 노화에 대한 편견이 성공적 노화에 장애가 된다

미국에서도 노화에 대하여 잘못된 생각이나 편견이 대단히 널리 퍼져 있다. 미국에서는 노인과 노화에 대한 편견을 일컫는 말로 "에이지이즘(ageism)"이라는 말이 새로 생겨날 정도로 편견이 심한 편이다. 노화에 대한 편견 여섯 가지를 간단히 소개하겠다. 그런데 이런 편견은 실제 1,000명 이상을 조사해 본 결과 사실과는 거의 다르다는 것이 밝혀졌다.

1) 노화는 병드는 것이다(편견)

노화로 만성질병이 증가하고는 있으나 만성질병 발생률은 해가 갈수록 점차 낮아지는 편이다. 그런데 실제로 중요한 것은 노인에게 질병이 몇 개나 있느냐 하는 것이 아니라 그 질병이 어떤 기능을 수행하는데 얼마나 영향을 미치느냐 하는 것이다.

일상생활에서 자기관리 기능을 수행하는 데 필요한 행동, 즉 일상생활 수행행동(옷 입기, 세수하기, 식사하기, 대 · 소변 보기, 목욕하기, 화장실 가기 등)을 혼자서 할 수 없는 경우가 노화와 더불어 증가하지만 이런 행동을 한 가지 이상 할 수 없어 다른 사람의 도움이 필요한 경우는 20% 이하이다.

실제 조사결과를 보면 노인이 나이가 들면 더욱 병이 들게 되고 더욱 의존적이 된다는 생각은 일부노인에게 해당될 뿐이고 대부분의 노인들은 건강하게 노화하고 있다는 것이다. 실제로 노인의 장애는 신체적 노화나 유전적 요인보다는 오히려 자신이 조심하고 노력하지 않아 걸리는 습관병인 만성질병 때문에 많이 발생한다는 것이다. 그렇기 때

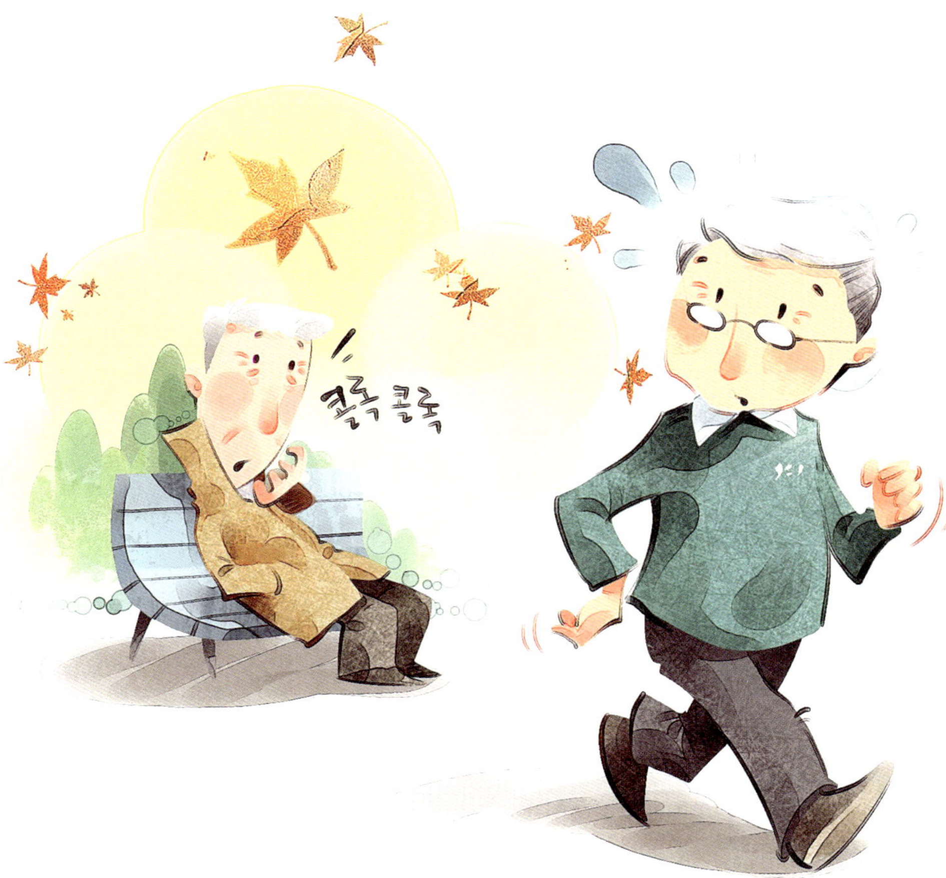

문에 노화는 병드는 것이라 생각하는 것은 잘못된 생각이다.

2) 늙은 개한테 새로운 재주를 가르칠 수 없다(편견)

이 말은 미국에서 통하는 속담인데 나이 든 사람이 새로운 것을 배우는 것이 거의 불가능하다는 의미다. 거의 대부분의 사람들은 노인들은 새로운 것을 배울 수 없다는 생각을 하고 있다. 그런데 노인을 연구해 본 결과 노화되는 두뇌도 세포들 간에 새로운 연결을 만들어 내고 새로운 자료를 흡수하고 또한 새로운 기술을 배울 수 있는 놀라운 능력을 갖고 있음이 과학적으로 입증이 되었다.

60대나 70대 이상으로 나이들어 새로운 것을 배우는 데는 일부 한계가 있지만 훈련받고 노력하면 그 한계는 거의 극복할 수 있다는 것이다. 노인들이 자기 속도에 맞춰서 공부하고 일하도록 하고, 새로운 것을 연습할 수 있도록 하며, 젊은이들을 따라가지 못할 때 흔히들 당황해 하는 것을 피할 수만 있으면 새로운 것을 충분히 배울 수 있다.

3) 말은 이미 마구간을 떠났다(편견)

"말은 이미 마구간을 떠났다"는 속담도 미국 속담이지만 우리나라에서 흔히들 말하는 "버스는 떠났다"는 것과 같은 의미다. 이미 때가 늦었다는 말이다. 나이 들어 늘 하던 습관을 고치거나 새운 것을 배우려는 것은 때가 늦어 이제는 안 된다는 말이다.

술과 담배를 끊는 것, 새로운 운동을 시작하는 것, 식습관을 고치는 것, 새로운 것을 배우는 것은 너무 늦어 하기 힘들다고 생각하고, 고쳐봐도 지금 무슨 소용이 있겠는가 하고 생각하는 사람들이 많다. 노인들의 의식이 그런 식으로 되어 있는 것이 문제다. 그리고 지금까지 자기 주위에서 생활하는 노인들이 거의 변화 없는 일상적인 모습을 보이고 있기 때문에 가망이 없다고 생각하기 일쑤다.

고치려고, 새로운 것을 배우려고 마음을 굳게 먹고 노력하면 변화가 가능하고 아무리 나이가 많아도 결코 늦다고 말할 수 없다. 말은 이미 마구간을 떠났지만 말을 잡는 훌륭한 받줄 던지기 기술을 쓰면 말을 다시 마구간으로 되돌아오게 할 수 있다는 것이다.

4) 성공적 노화의 비결은 부모를 현명하게 선택하는 데 있다 (편견)

부모를 선택한다는 말은 실제로는 불가능하다. 이 말은 좋은 유전자를 타고 나거나 유전적으로 장수하는 유전자를 타고나야 건강하게 노화한다고 생각한다는 것이다. 흔히들 사람들은 노화함에 따라 신체기능이 쇠퇴하는 속도가 유전자에 의해 결정된다고 생각한다.

그런데 지금까지 연구결과에 의하면 예외가 있기는 하지만 신체적 노화의 30%만 유전자 탓이라 할 수 있다는 것이다. 이 말은 환경이나 생활방식이 유전자보다 노화에 훨씬 많은 영향을 미친다는 것이다.

환경과 생활방식이 건강하게 노화하는데 더 중요하다는 것은 개인적으로 노력하는 것이 더 중요하다는 말이다. 유전의 탓으로 돌리지 말고 지금부터라도 환경을 바꾸고 마음을 바꾸고 습관을 바꾸도록 노력하는 것이 중요하다.

5) 불은 켜져 있으나 전압이 낮아 어둡다(편견)

이 말은 노인은 신체적 능력과 정신적 능력이 낮다는 것과 특히 노인이 되면 성 관계를 하지 못하고 성에 흥미가 없다는 말을 돌려서 하는 말이다. 노화하면 신체적 및 정신적 능력이 낮아지는 면이 있지만 일상생활을 하기 위한 기능에 큰 문제가 없는 정도면 별 문제 없다.

노화하면 성관계 활동은 실제로 감소하지만 실제로는 문화적 규범(노인이 주책이라는 생각, 점잖지 못하다는 생각 등), 개인의 건강이나 질병, 배우자의 유무와 연애 파트너의 유무 등에 따라 개인적으로 차이가 크다. 이제는 표현하기 꺼리던 성 관계 이야기도 상당히 스스럼없이 하기도 하고 그런 이야기를 진지하고 중요하게 생각하는 식으로 바뀌고 있고, 노인의 건강도 과거에 비하여 크게 좋아지고 있기 때문에 노후 성생활에 대한 흥미와 참여가 훨씬 더 커지고 있다.

따라서 전기는 들어와 있으나 전압이 낮다는 이야기는 모든 노인에게 맞는 말이 아니고 점차 그 신빙성을 잃어가고 있다.

6) 노인들은 제몫을 다하지 못하고 있다(편견)

이 말은 노인은 사회에서 비생산적 존재라 생각하는 말이다. 제2장에서 고령화사회에 대해 말했듯이 고령화사회를 부정적으로 생각하는 가장 큰 원인이 되는 것은 '노인은 비생산적'이라 생각하는 것이다.

도와주어야만 하고 사회에 별로 이득이 못되는 노인들이 엄청나게 늘어나는 것은 사회에 부담이 되고 이는 곧 젊은 층에게 세금부담이 된다고 생각한다.

그런데 과연 노인은 비생산적인가? 생산적이냐 아니냐를 판단하는 기준에 문제가 있다. 일반적으로 보수를 받고 일하면 생산적이고 그렇지 못한 사람은 비생산적이라는 생각하고 있다. 보수를 받고 일하는 사람들 가운데 이 사회에 쓸모없는 일을 하는 사람들도 많고 어떤 사람들은 해가 되는 경우도 있다. 예를 들면 담배 광고를 해주면서 돈을 버는 일은 사회를 위해서는 도움이 되지 않는 일이다. 집안 일을 하고 가족을 돌보거나 자원봉사를 하는 일은 돈을 받지는 않지만 사회적으로 가치 있고 생산적인 일이다.

일을 하려 해도 정년퇴직이라는 사회적 굴레를 씌워 생산 현장에서 몰아내고 있는 것이 현실이고 노인은 능력이 없다는 편견으로 아예 능력 발휘의 기회조차 주지 않고 있다. 그리고 우리나라의 경우 노인들이 제대로 자원봉사 할 수 있는 여건이 되어 있지 않고 노인들을 격려하여 자원봉사하도록 하는 제도도 제대로 되어 있지도 못하다. 이렇게 노인들이 생산적으로 활동할 수 있는 기회와 여건을 마련해 주지 않는 것도 노인을 비생산적으로 보는 한 원인이 되고 있다.

노인들이 자신의 능력과 경험과 지식을 발휘할 수도 없고 인정받지도 못하는 것이 우리의 현실이지만 노인들의 능력을 개발하고 잘 훈련시켜 활용하면 얼마든지 사회에서 보수 받는 생산적인 일과 자원봉사와 같은 생산적인 일을 얼마든지 할 수 있다.

2. 성공적 노화란 무엇을 말하는가?

성공적 노화는 성공적이라는 말과 노화라는 말이 합쳐진 것이다. 앞에서 노화란 나이 먹으면서 단순히 신체적으로 늙어 가는 것만 말하는 것이 아니라 심리적으로 그리고 사회적으로 변화하는 것도 포함한다고 했다.

성공적이라는 말을 한번 생각해 보기로 하자. '성공' 또는 '성공적'이라는 말을 사용하면 부(돈)와 명예를 얻는 것을 말하는 경우가 제일 많다. 특히 자본주의 사회에서는 부를 많이 얻는 것이 성공이라 생각하는 경우가 가장 많다. 그런데 맥아더 연구에서 성공적 노화는 반드시 부와 관련된 것은 아니라고 한다. 가난하면 성공적으로 노화하기 어려움이 있겠지만 부가 성공적 노화의 조건은 아니라는 것이다. 다음에 성공적 노화에서 가장 중요한 것 중에 돈이 포함되지 않은 것을 보면 부가 반드시 성공적 노화의 조건은 못 된다는 것을 알 수 있다.

성공은 부나 명예를 얻게 되는 것보다는 성취하는 것, 즉 노력하여 이루어 내는 것을 말한다. 어떤 일에 성공한다는 것은 성공이 그저 내 손 안에 떨어지는 것이 아니라 성공하기를 갈망하여 계획을 세우고 그것의 실천을 위해 열심히 노력하여 이루어 내는 것을 말한다.

그러면 1,000여 명의 노인들을 10년간 계속 관찰하여 얻은 연구결과에서 말하는 성공적 노화는 무엇을 말하는가? 성공적 노화는 ① 질병과 장애를 피해 가고(질병률과 장애 위험률을 낮추는 것), ② 정신적 기능과 신체적 기능을 높이 유지하고, ③ 적극적으로 인생에 참여하는 것을 말한다.

다시 말해서 성공적 노화는 질병과 장애가 없고, 정신 기능과 신체 기능을 유지하고, 인생참여를 지속하는 것을 말한다. 이러한 성공적

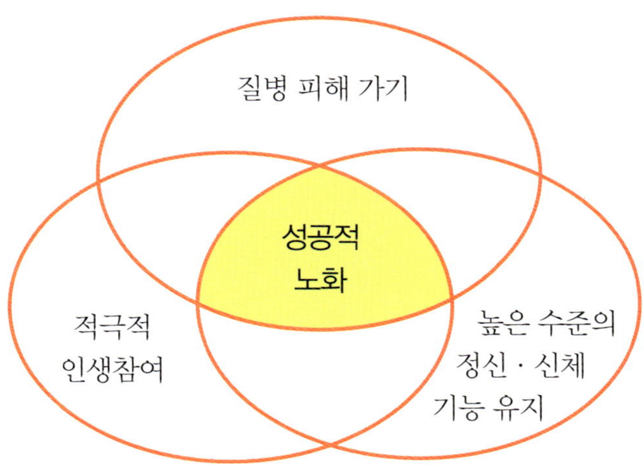

그림 6-1 성공적 노화의 구성 요소

출처: 존 로우 · 로버트 칸 공저/최혜경 · 권유경 공역, 『성공적인 노화』 서울: 학지사, 2001, 60쪽 〈그림 3〉.

노화는 유전이나 부나 행운에 의해서 좌우되는 것이 아니라 스스로의 선택과 노력을 통해 이루어 내는 것이다.

앞에서 말한 성공적 노화의 세 가지 구성 요소를 그림으로 나타내면 〈그림 6-1〉과 같다.

3. 성공적 노화의 세 가지 구성 요소

앞에서 말한 성공적 노화의 세 가지 구성 요소는 상호간에 관련이 깊다. 질병과 장애가 없으면 정신기능과 신체기능을 유지하기가 더 쉽고, 정신기능과 신체기능을 유지하면 적극적 인생참여가 더욱 가능해진다. 이 세 가지 요소를 간단히 설명하면 다음과 같다.

1) 질병 피해 가기(질병률과 장애 위험률 낮추기)

질병과 장애가 발생하는 것은 유전적 요인의 영향도 있지만 이보다는 생활습관과 식사습관이 잘못된 것과 증상을 모르거나 무시하는 것 때문인 경우가 훨씬 많다. 다시 말하면 질병과 장애가 발생하는 더 큰 원인은 자신이 조심하고 노력하면 될 것을 그렇게 하지 못했기 때문이라는 것이다.

그러므로 자신이 알고 마음을 바꾸고 노력하면 질병과 장애는 대부분 피해갈 수 있다는 것이다. 질병과 장애를 피해 가기 위해 다음과 같

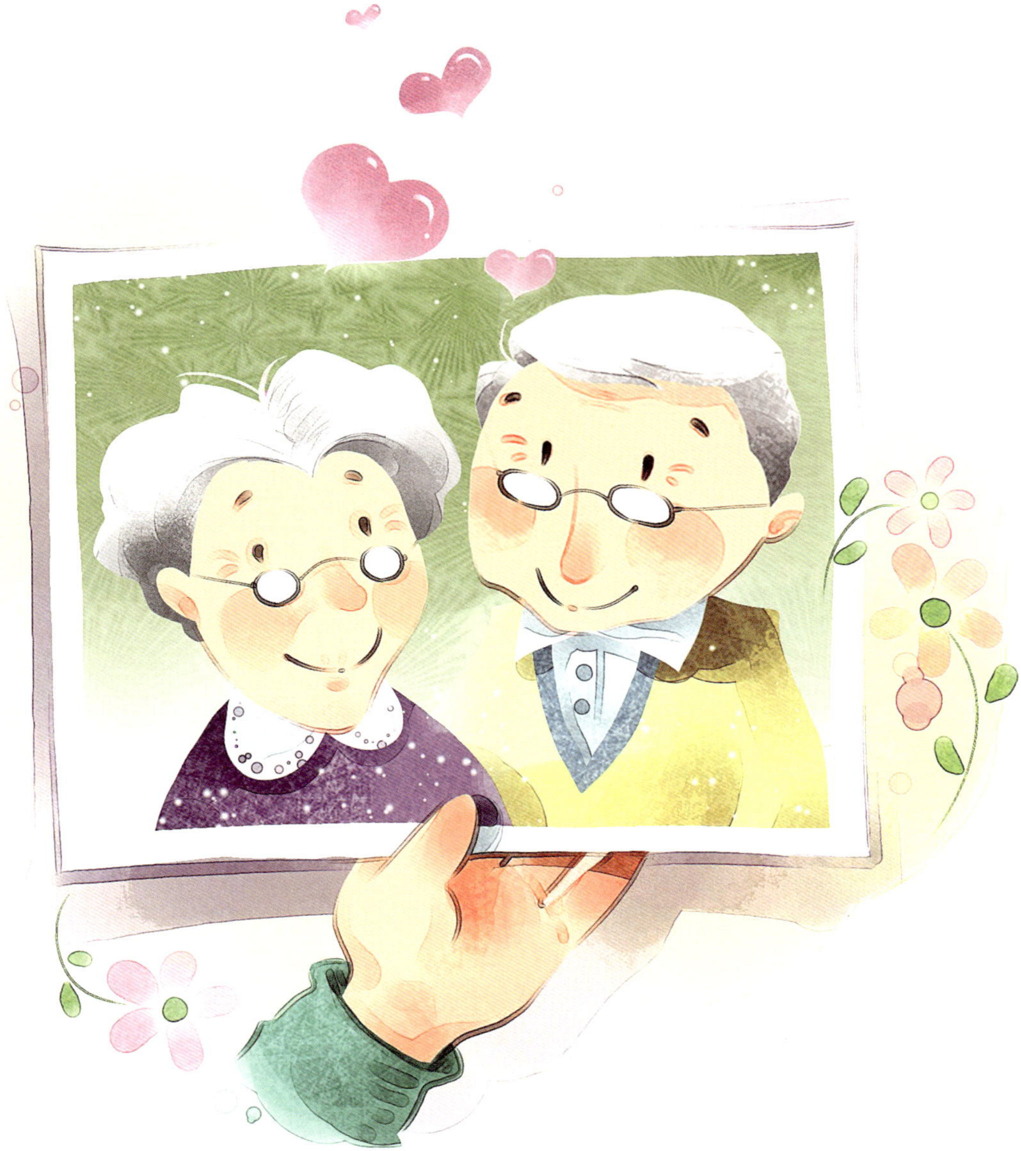

은 노력이 필요하다.

첫째, 노화과정에서 나타날 수 있는 질병과 장애에 대해 잘 알아야 한다. 관련되는 책을 읽거나, 건강교실, 노인학교, 평생교육에 참여하여 공부할 할 필요가 있다.

둘째, 적당한 영영섭취와 적절한 운동을 해야 한다. 영양섭취와 운동도 의사의 지시 또는 운동 관리사의 지도를 받아서 해야 한다.

셋째, 질병이나 장애의 자각증상이 나타나면 의사를 찾아 대책을 강구해야 한다.

넷째, 정기적 건강검진을 통하여 질병과 장애의 조기발견과 예방에 노력해야 한다.

2) 정신기능과 신체기능 유지하기

노인들은 젊은 사람들 못지않게 신체적으로 그리고 정신적으로 독립적이기를 원하고 있다. 독립성은 계속해서 자기가 살던 곳에 살며, 자신을 잘 관리하고 쇼핑, 식사 준비 등과 같은 일상생활을 잘 해나가는 것을 의미한다. 앞의 1장에서 말한 대로 노인으로 정신기능과 신체기능을 유지한다는 것은 일상생활수행 행동과 수단적 일상생활 수행 행동을 잘 할 수 있는 정도를 말한다. 다시 말해서 일상생활을 혼자서 해 나갈 정도의 정신적 및 신체적 기능을 잘 유지하면 된다.

정신기능 특히 무엇을 잘 이해하고, 기억하고, 판단할 수 있는 능력인 인지기능이 제일 중요하다. 인지능력은 나이가 많아질수록 떨어지는 것은 사실이나 몇 가지 희망적인 사실을 알 필요가 있다. 첫째, 인지기능의 쇠퇴는 모든 종류의 정신활동에 영향을 미치는 것은 아니라는 것이다. 둘째, 대부분의 인지기능 상실(가장 대표적인 것은 치매)은 아주 고령일 때 찾아온다는 것이다. 셋째, 아주 경미한 정도의 인지능력 상실도 겪지 않는 노인들이 훨씬 더 많다는 것이다.

정신기능이 떨어지는 것은 유전적 요인에 의한 영향도 있으나 머리를 규칙적으로 사용하지 않거나 새로운 과제로 머리에 자극을 주지 않기 때문에 나타나는 경우도 많다는 것이다. 개인적으로 노력하면 정신기능의 퇴화를 느리게 하거나 예방하는 데 상당한 효과를 볼 수 있다. 교육의 기회를 많이 가지고, 신체적 건강을 잘 유지하고, "나는 할 수 있다"는 자신감을 가지는 것이 중요하다.

훈련과 연습으로 정신능력을 크게 향상시킬 수 있다. 예를 들면 기억력도 훈련과 연습으로 크게 높일 수 있다. 그리고 여러 사람들과 같이 어울리는 것, 즉 적극적인 인생참여도 정신기능 유지에 크게 도움이 된다고 한다.

3) 적극적 인생 참여

노인이 되면 일이나 사람과의 관계에서 점차 떠나는 것이 생활에 만족감을 준다는 주장도 있으나 실제로 노인들을 조사해 본 결과는 많이 다르다. 맥아더 조사 결과를 보면 지역사회 모임이나 자원봉사활동에 적극 참여하고 친구들과 이웃들과의 만남에도 적극 참여함으로써 사람들과 관계를 유지하는 것이 생활에 만족감을 주는 것으로 나타났다.

노년기에 다른 사람을 필요로 하는 경우도 많지만 '다른 사람이 필요로 하는 사람'이 되는 것이 더 중요하다. 속세를 떠나 혼자 오래 사는 사람도 가끔 있지만 다른 사람들과 가까운 관계를 유지하는 것은 인생에서 중요한 과제이다. 사람은 사회적 동물이기에 같이 어울려 서로 물질적으로 정신적으로 도움을 주고받으며 서로를 지지해 주는 삶을 유지하는 것은 인간의 기본적 욕구라 할 수 있다.

노인들은 사회적 지지(도움)의 수혜자이고 동시에 제공자이기도 하다. 사람의 일생은 사회적 지지의 제공자들로 구성된 호위대에 둘러싸여 인생이라는 바다를 항해하고 있는 것이다. 그 호위대의 크기, 호위대 내의 관계, 호위대가 제공하는 지지가 어느 정도 적절한가는 노인의 복지와 삶의 질을 결정하는 중요한 요소가 된다.

제3기 인생은 시간적 여유를 가지고 있기 때문에 시간이 부족하여 만나지 못했던 가족, 친척이나 친구를 더 자주 만날 수 있고, 새로운 배움이나 취미 동아리의 친구를 사귈 수도 있고, 일이나 자원봉사활동을 통해 동료를 사귀거나 관계를 더욱 돈독히 할 수도 있다. 맥아더 조사연구에서 적극적으로 인생에 참여하면 신체적 및 정신적 건강도 더 좋아지는 것으로 나타났다.

맥아더 연구에서 결론적으로 이야기하는 것은 제3기 인생을 성공적 노화로 만드느냐 아니냐는 결국 자신의 노력 여하에 달렸고 자신의 책임이 가장 크다는 것이다.

제3기 인생에서 성공적인 노화는 자기성취의 수단이 되고, 반대로 자기성취는 성공적 노화가 되게 하는 수단이 될 수도 있다. 성공적 노화도 자기성취에서와 같이 미리 목표를 정하여 계획하고 노력하여 실천함으로써 이룩할 수 있다. 이와 같은 의미에서 자기성취와 성공적 노화는 일맥상통하는 점이 많다고 할 수 있다. 따라서 제3기 인생에서 자기성취의 삶을 사는 것은 성공적 노화의 삶을 사는 것이라 해도 큰 차이가 없을 것이다.

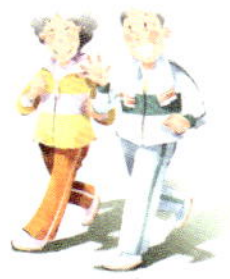

실천해야 할 일

1. 나는 질병과 장애를 피해 가기 위해 어떤 노력을 하고 있는지 생각해 보고, 노력을 제대로 못하고 있다면 왜 그런지 생각해 보자.

2. 지금이라도 늦지 않았으므로 질병과 장애를 피해 가기 위해 새롭게 노력해야 할 것을 생각해서 실천하자.

3. 나는 정신기능과 신체기능을 잘 유지하기 위해 어떤 노력을 하고 있는지 생각해 보고, 노력을 제대로 못하고 있다면 왜 그런지 생각해 보자.

4. 지금이라도 정신기능과 신체기능을 유지하기 위해 노력해야 할 것을 생각해서 실천하자.

5. 나는 어느 정도 인생참여에 관여하고 있는지 생각해 보고 부족한 면이 있다면 어떤 면인지 생각해 보자. 혹시 너무 많이 관여해서 제대로 참여하지 못하는 경우는 없는가? 아니면 외톨이가 되거나 왕따 당하는 처지는 아닌가? 내가 참여하고 있는 단체나 모임에서 나는 '다른 사람들이 필요로 하는 사람' 이 되고 있는가?

6. 적극적으로 참여하고 싶은 활동이 있다면 참여하기 위한 계획을 세우고 실천해 보자.

부록 우리나라 50세 이상 각 연령에서의 평균 기대여명

연령	남자	여자	연령	남자	여자
50	28	34	76	9	11
51	27	33	77	8	11
52	26	32	78	8	10
53	25	31	79	7	9
54	24	30	80	7	9
55	24	29	81	7	8
56	23	28	82	6	8
57	22	27	83	6	7
58	21	26	84	5	7
59	20	25	85	5	6
60	20	24	86	5	6
61	19	23	87	5	6
62	18	23	88	4	5
63	17	22	89	4	5
64	17	21	90	4	5
65	16	20	91	4	4
66	15	19	92	3	4
67	14	18	93	3	4
68	14	17	94	3	4
69	13	17	95	3	3
70	12	16	96	3	3
71	12	15	97	3	3
72	11	14	98	3	3
73	11	13	99	2	3
74	10	13	100 이상	2	3
75	9	12			

*자료: 통계청 홈페이지, 2007.

최성재(崔聖載)

서울대학교 사회복지학과 졸업(학사)
미국 워싱턴대학교 대학원 졸업(석사)
미국 케이스 웨스턴 리저브 대학 대학원 졸업(박사)
한국사회복지학회 회장(역임)
한국노년학회 회장(역임)
서울대학교 사회복지학과 교수(현재)
대통령 직속 저출산 · 고령사회위원회 위원(현재)
저서: 『노인복지학』, 『사회복지행정』, 『사회복지조사방법론』 등

제3기 인생 길라잡이 시리즈 1

새로 시작하는 제3기 인생

저자 최성재
기획 최성재

2007년 9월 10일 초판 제1쇄 인쇄
2007년 9월 15일 초판 제1쇄 발행

발행인 이장무
발행처 서울대학교출판부
151-742 서울 관악구 신림동 산 56-1
판매과 02-889-4424, 02-880-7995
Fax 02-888-4148
E-mail snubook@snu.ac.kr
Home-page http://www.snupress.com

출판등록 제15-3호

ISBN 978-89-521-0870-8 14330
세트 978-89-521-0851-7

값 5,000 원

제3기 인생 길라잡이 시리즈

01 새로 시작하는 제3기 인생 최성재

02 우리 몸의 노화 박상철

03 아름다운 노후를 위한 정신건강 조맹제

04 장수를 위한 구강관리 고홍섭 외

05 제3기 인생, 디지털 날개를 달자 김성준

06 활기찬 노년을 위한 여가활동 김동진

〈근간〉

07 제3기 인생, 운동으로 지키는 건강 송욱 외

08 노년과 음식 이연숙

09 노년과 가족 그리고 이웃 한경혜

10 세월의 흐름과 기억력 변화 김정오

11 인생의 보람과 의미를 찾는 자서전 쓰기 한경혜

12 제3기 인생과 종교생활 윤이흠

13 아직도 늦지 않는 공부 윤희원

14 세월과 마음 민경환

15 봉사하는 제3기 인생 최성재

16 제3기 인생의 복지 최성재

17 제3기 인생의 신체 건강 (I) 김철호

18 제3기 인생의 신체 건강 (II) 김철호

19 제3기 인생의 경제와 재산관리 최현자

20 제3기 인생의 건강과 약물 서유헌